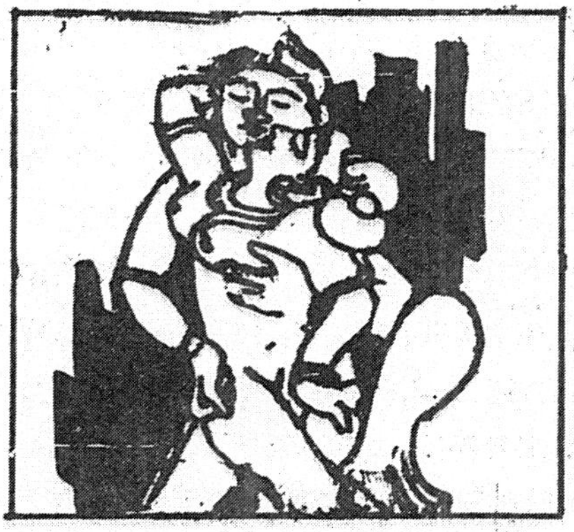

महर्षि वात्स्यायन प्राचीन भारत के कामशास्त्र के उद्भट विद्वान् हैं। अपने रतिशास्त्र का वैज्ञानिक अध्ययन करके मानव-मात्र के हितार्थ तद्विषयक सब ज्ञान अपने 'कामसूत्र' नामक ग्रंथ में संगृहीत कर दिया है। एक पीढ़ी के बाद दूसरी पीढ़ी और इस प्रकार कई पीढ़ियां उनके ग्रंथ से लाभ उठाकर अपने जीवन को सफल बनाती रही हैं। प्रस्तुत छोटे-से ग्रन्थ में डॉक्टर सतीश गोयल ने सारी आवश्यक सामग्री सरल ढंग से सामान्य पाठकों के हितार्थ प्रस्तुत कर दी है।

डॉ. सतीश गोयल

वात्स्यायन

काम सूत्र

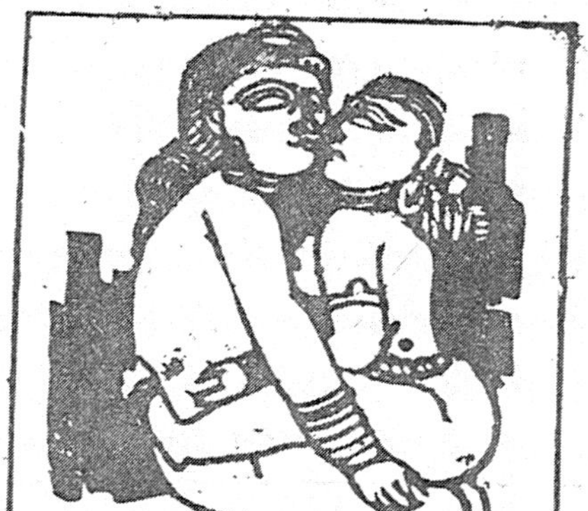

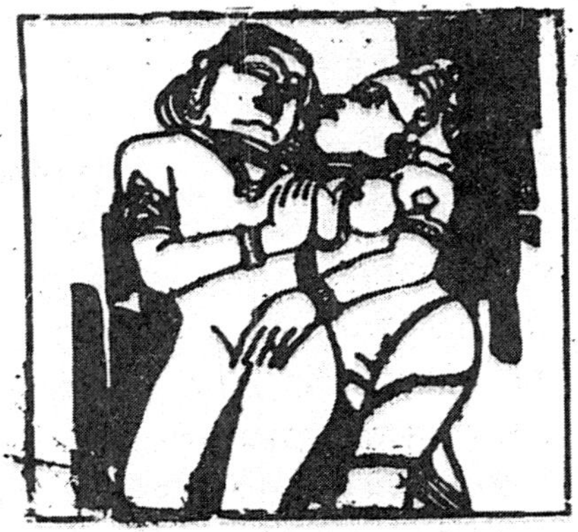

ISBN : 81-7182-241-X

प्रकाशक : डायमंड पॉकेट बुक्स (प्रा.) लि.
X-30, ओखला इंडस्ट्रियल एरिया, फेज-II
नई दिल्ली-110020
फोन : 011-41611861, 40712100
फैक्स : 011-41611866
ई-मेल : sales@dpb.in
वेबसाइट : www.dpb.in
संस्करण : 2009

KAM-SUTRA
by : Dr. Satish Goel

विषय-सूची

भूमिका

धर्म, अर्थ, काम, मोक्ष, चतुर्विध पुरुषार्थों में काम एवं अन्यतम पुरुषार्थ माना जाता है। चूंकि पुरुष इन्हें चाहता है इसीलिए इन्हें पुरुषार्थ कहा जाता हैं। 'धर्म' की सांगोपांग परिचर्चा करने वालों में मनु और अत्रि आदि धर्म के प्रकाण्ड पण्डितों का नाम बड़े गर्व से लिया जाता है जिन्होंने धर्म शास्त्रों की रचना की। प्राचीन आचार्य नन्दी, श्वेतकेतु, बाभ्रव्य और वात्स्यायन आदि ने 'काम' का वर्णन करने के लिए अनेक 'काम-शास्त्रों' की रचना की। प्राचीन आचार्य नन्दी, श्वेतकेतु, बाभ्रव्य और वात्स्यायन आदि ने 'काम' का वर्णन करने के लिए अनेक 'काम-शास्त्रों' की रचना की। इन सब में आचार्य वात्स्यायन का 'कामसूत्र' समस्त विद्वत् जनों द्वारा अधिक मौलिक व प्रमाणिक माना जाता है और आदर की दृष्टि से देखा जाता है।

यह सर्वविदित है कि जगत का आदि कारण परब्रह्म परमात्मा आनन्दस्वरूप है। काम (कामजन्य आनन्द) भी उसी आनन्दमय परमात्मा की प्रतिमूर्ति है। भगवान श्रीकृष्ण ने भी 'गीता' में स्पष्ट कहा है—'धर्माविरुद्धः कामोऽस्मि'—अर्थात् धर्म से अविरुद्ध काम भी मैं ही हूं।

ऋग्वेद में गृहस्थाश्रम में काम का महत्त्व इस प्रकार बताया गया है—

समस्या मा यम्यं काम आगन समाने यौनो सदृशेय्याय।
जायेव पत्येतन्वं रिरिच्यां वि चिद् वृहेव रथ्येव चक्रा।।

भावार्थ—मुझ ब्रह्मचारिणी की कामना है कि मैं अपने समान ब्रह्मचारी को वरूं और उसके साथ शयन करूं, उसे पति स्वीकार कर उसकी पत्नी बनकर रहूं। अपना शरीर उसके अर्पण कर दूं। हम दोनों रथ के दो पहियों के समान गृहस्थ रूपी रथ को गति प्रदान करें।

'काम' अपने में अत्यन्त पवित्र विषय है। गृहस्थाश्रम के सम्पूर्ण सुखानन्द के लिए कामशास्त्र का सम्यक अध्ययन सभी अधिकारी सज्जनों के लिए आवश्यक है।

परम पूज्य आचार्य वात्स्यायन का 'कामसूत्र' इतना विशद और सर्वांगपूर्ण है कि आज भी पाश्चात्य विद्वान इसकी प्रशंसा करते थकते नहीं। इसमें कुछेक बातें तत्कालीन समाज को ध्यान में रखकर लिखी गईं थीं किन्तु अधिकांश बातें तो शाश्वत सत्य हैं

जो मानव-जाति के लिए सार्वकालिक सिद्ध होंगी। कहने का तात्पर्य यह है कि गृहस्थाश्रमी ही इस शास्त्र के अध्ययन के अधिकारी हैं। वात्स्यायन के कामसूत्र को पढ़कर और कामजन्य सुख के लाभों और हानियों का अनुभव करके मानव निवृत्ति मार्ग का ऐसा सफल अधिकारी बन सकता है जो कदापि पथभ्रष्ट नहीं होगा। आजकल बाजार में जो काम-शास्त्र सम्बन्धी सस्ते और अश्लील तथाकथित 'कोक शास्त्र' उपलब्ध हैं वे मनुष्य को पथभ्रष्ट तो कर सकते हैं किन्तु सन्मार्ग पर नहीं बढ़ा सकते। आचार्य वात्स्यायन का कामसूत्र प्राचीन भारतीय काम-कला का गौरवग्रन्थ है जो दाम्पत्य जीवन की सबल नींव का कार्य पूर्ण करने में समर्थ है। जीवन का महत्वपूर्ण अंग होने के कारण 'काम' को प्राचीन भारत के सभ्य समाज में प्रमुख स्थान दिया गया था।

'काम' का आधुनिक अर्थ प्रेम, यौन-सुख, इन्द्रियतोष और आनन्द आदि प्रेम के क्षेत्र में आने वाले सभी अनुभव हैं। आजकल तो इच्छा, संकल्प, कामना, वासना कामुकता, प्रेम और स्नेह आदि सभी मधुर शब्द 'काम' के अर्थ के द्योतक हैं।

प्रस्तुत पुस्तक मूलाधार आचार्य वात्स्यायन का पावन कामसूत्र ही है। भारतीय संस्कृति और आधुनिक मान्यताओं को ध्यान में रखते हुए तथा अपने लम्बे डाक्टरी-अनुभव का समुचित योग देते हुए मैंने कामसूत्र की प्रस्तुति इस रूप में की है। कुछेक विषयों को जिन्हें आज की परिस्थितियों में महत्व नहीं दिया जाना चाहिए था मैंने सर्वथा छोड़ दिया है। किन्तु मूल विषय को पाठकों तक पहुंचाने में कदापि संकीर्णता नहीं बरती । सभी मुख्य विषयों को उनकी मौलिकता को ठेस न पहुंचाते हुए विस्तार से समझाकर प्रस्तुत करने का मेरा प्रयत्न रहा है। मेरे प्रयत्न कहां तक सफल रहे हैं यह पाठक ही निर्णय देंगे।

काम-सूत्र—उद्देश्य उत्पत्ति और विकास

(Kamsutra-Aim-Origin and Development)

हमारे पुण्य ग्रन्थों व पुराणों के अनुसार ब्रह्मा ने सृष्टि की रचना की और इसकी देख-भाल तथा पालन-पोषण व्यवस्था के हेतु एक सहस्र अध्यायों में एक विधान की रचना की। उसके पश्चात् ब्रह्मा ने आदेश दिया कि मेरे इस विधान के अनुसार मेरी सृष्टि की देख-भाल तथा पालन-पोषण की व्यवस्था की जाय और उसका पूर्ण विकास किया जाय। ब्रह्माजी के इस आदेश का ऋषि-मुनियों ने सादर पालन किया।

धर्म के तत्वों को लेकर स्वयंभू ने मानवजाति को धर्म और नीति पर एक अमर ग्रन्थ भेंट किया। अर्थ के अंश को लेकर बृहस्पति ने 'अर्थशास्त्र' की रचना की और काम के विषय को लेकर महादेवजी के शिष्य मुनिवर नन्दी ने काम-विज्ञान पर एक सहस्र अध्यायों का एक रसप्रधान शास्त्र रचा। इसी शास्त्र को तत्पश्चात महर्षि उद्दालक के सुपुत्र आचार्य श्वेतकेतु ने संक्षिप्त रूप में प्रस्तुत किया और बाद में चलकर पाञ्चाल निवासी बाभ्रव्य ने १५० अध्यायों में संगृहीत एवं सुव्यवस्थित कर प्रस्तुत किया। बाभ्रव्य ने अपने इस ग्रन्थ को जिन सात भागों में विभाजित किया वे इस प्रकार है :—

(१) साधारण वर्णन, अर्थात् शास्त्र-वर्णित विषय का सामान्य विवेचन।
(२) साम्प्रयोगिक अर्थात् मैथुन सम्बन्धी प्रतिपादन।
(३) कन्यासम्प्रयुक्तक, अर्थात् विवाह योग्य कन्या के विषय में विवेचन।
(४) भार्याधिकारिक अर्थात् वर-वधु के पारस्परिक व्यवहार का वर्णन।
(५) पारदारिक अर्थात् परनारी विषयक वर्णन।
(६) वैशिक अर्थात् वेश्या व्यवहार वर्णन।
(७) औपनिषदिक अर्थात सौन्दर्य वर्द्धन-संबंधी विवेचन।

बाभ्रव्य के इस ग्रन्थ को उनके पश्चात् आने वाले विद्वानों ने बहुत सराहा और इसके प्रत्येक भाग को विषय बनाकर उन्होंने अपनी पृथक-पृथक रचनाएं कीं। यथा चारायण द्वारा रचित 'साधारण वर्णन' सुवर्णनाभ द्वारा रचित 'साम्प्रयोगिक', घोटकमुख का 'कन्यासम्प्रयुक्तक', गोनर्दीय कृत 'भार्याधिकारिक', गोणिका पुत्र द्वारा रचित पारदारिक, दत्तक का 'वैशिक' और कुचुमार कृत 'औपनिषदिक अधिकरण' निस्सन्देह इन लेखकों ने पूर्ण योग्यता से अपने-अपने ग्रन्थों की रचना की किन्तु फिर भी काम-विज्ञान पर सर्वथा

परिपूर्ण और सर्वांगसुन्दर ग्रन्थ कोई नहीं लिखा गया। परिणामत: इस विज्ञान का विकास तो कम, ह्रास अधिक होने लगा। समय के साथ-साथ नन्दी, श्वेतकेतु और बाभ्रव्य के ग्रन्थ भूलने से लगे क्योंकि ये सभी ग्रन्थ या तो एकांगी अथवा अधूरे थे या फिर बहुत अधिक विस्तार सहित लिखे गये थे। इसके अतिरिक्त इन ग्रंथों से जनता का उद्देश्य भी पूर्ण नहीं होता था। तब ऐसे समय में सभी ग्रन्थों के सारभूत तत्वों को लेकर महर्षि वात्स्यायन ने जन-साधारण के लिए एक अपूर्व अद्वितीय ग्रन्थ 'काम-सूत्र' का सृजन किया, जो आज भी यौन-विज्ञान का एक श्रेष्ठतम ग्रन्थ माना जाता है। आचार्य वात्स्यायन के ग्रन्थ 'काम-सूत्र' के सात अधिकरण, छत्तीस अध्याय और चौसठ प्रकरण हैं।

आचार्य वात्स्यायन का कहना है कि मनुष्य सम्भोग केवल सन्तानोत्पत्ति के लिए ही नहीं करता वरंच विषय सुख की प्राप्ति के लिए भी करता है। मैथुन-क्रिया जहां अन्य जीवन प्राणियों के लिए केवल संतान-परम्परा को बनाये रखने के लिए प्रकृति द्वारा निहित है वहां मानव-जाति के लिए इसका महत्व आनन्द-भोग के लिए भी है। स्त्री-पुरुष का परस्पर संबंध स्थायी होता है। क्षणिक नहीं। अन्य जीव-प्राणियों की भांति इनका सम्भोग एक विशेष ऋतु में ही नहीं होता वरंच नित्यप्रति दिन-रात होता है, सभी ऋतुओं और सभी समय में होता है। विषय-सुख का पूरा आनन्द लेने के हेतु कई एक काम-प्रक्रियाओं की आवश्कता होती है और उनका ज्ञान इस विषय-सम्बन्धी शास्त्र से ही हो सकता है। अत: मैथुन में चरम-सीमा तक आनन्द-प्राप्ति के लिए 'काम-सूत्र' का पठन-नितान्त आवश्यक है। काम-सूत्र के पढ़ने वाले व्यक्ति का दाम्पत्य जीवन निश्चय रूप से सफल होता है।

काम-शास्त्र—शिक्षा एवं काम-कलाएं

(Kamashastra—The art and Sciences to be studied)

प्रत्येक पुरुष को श्रुति-स्मृति आदि धर्मशास्त्रों के साथ-साथ कामशास्त्र और उसके सहायक-शास्त्रों का भी अध्ययन व मनन करना चाहिए। स्त्रियों को भी इस शास्त्र का अध्ययन करना वांछनीय है। वरंच उन्हें तो अपनी युवावस्था से पूर्ण ही किसी कुशल समर्थ आचार्य से काम-शास्त्र की शिक्षा ग्रहण करनी चाहिए। विवाहोपरान्त स्त्री को अपने पति देव की आज्ञा से ही यह काम-शिक्षा प्राप्त करनी चाहिए। वात्स्यायन का कहना है कि स्त्रियों को कामशास्त्र के सिद्धान्तों का व्यावहारिक रूप देने का अधिकार है इसके लिए उनहें कोई नहीं रोकता। इसीलिए स्त्रियों को काम शास्त्र अवश्य पढ़ना चाहिए। किन्तु एक बात का ध्यान अवश्य रखना चाहिए कि स्त्रियां काम-कला की शिक्षा पूरी लें या कम, परन्तु उन्हें यह शिक्षा किसी विश्वस्त और योग्य व्यक्ति से एकान्त में लेनी चाहिए।

कामशास्त्र में दक्षता प्राप्त करने के हेतु लड़कियों को एकान्त में ही चौसठ कलाओं का अध्ययन और अभ्यास करना चाहिए। यह अध्ययन वे इन निम्नलिखित लोगों से प्राप्त कर सकती हैं :—

(१) दाई की लड़की (जिसने पुरुष के साथ संभोग किया हो),

(२) बहुत गहरी और विश्वस्त सखी,

(३)अपनी आयु की मौसी,

(४) बूढ़ी दासी (सेविका) जो विश्वास के योग्य हो,

(५) सुपरिचित साधुनी और

(६) बड़ी बहन, जिसे वह खुलकर अपने मन की बात कह सके।

काम-सूत्र के साथ-साथ स्त्रियों को निम्न चौसठ काम-कलाओं का ज्ञान अत्यावश्यक है। इनकी सहायता से वे काम-कला में पूरी सफलता प्राप्त कर सकती है। चौसठ काम-कलाएं इस प्रकार है :—

(१) गायन (Singing)

(२) वादन (Playing on Musical Instruments)

(३) नृत्य (Dancing)

(४) चित्र-कला (Drawing)

(५) मस्तक श्रृंगार कला (Tattooing)

(६) चावलों को रंगकर फर्श सजाना (Arranging and adorning an idol or floor with rice and flowers)

(७) फूलों का सेज बिछाना (Spreading and arranging beds with flowers)

(८) शरीर, केश, नाखून, दान्त तथा वस्त्र आदि को रंगने तथा सजाने की कला (Colouring the bodies, hair, nails, teeth and garments i.e. staining, dyeing, colouring and painting them)

(९) फर्श को रंगीन रत्नों और पत्थरों से सजाना (Fixing stained glass in a floor)

(१०) सेज शय्या सजाना (the art of making beds)

(११) जल-क्रीड़ाओं की कला (Playing on musical glasses filled with water)

(१२) यन्त्र, मन्त्र तन्त्र आदि की कला।

(१३) फूल मालाएं गूंथने तथा उनके आभूषण बनाने की कला (Stringing of rosaries, necklaces, and wreaths)

(१४) फूल मालाओं को सिर पर सजाना अथवा जूड़ा बांधने की कला (Binding of turbans and chaplets, and making crests and top-knots of flows)

(१५) वस्त्र, फूल माला, आभूषण आदि पहनने की कला।

(१६) कान के आभूषण पहनने की कला।

(१७) सुगन्धित द्रव्य तैयार करने की कला (Art of preparing perfumes and odurs)

(१८) कई प्रकार के आभूषणों को बनाने पहनने की कला।

(१९) विनोद-मनोरंजन के लिए इन्दजाल की कला।

(२०) बाजीकरण आदि का ज्ञान (Magic or sorcery)

(२१) हाथ की सफाई।

(२२) कई प्रकार के भोजन बनाने की कला (Culinary art i.e. cooking and cookery)

(२३) अचार, मुरब्बे, चटनी, आसव और शर्बत आदि बनाने की कला (making lemonades, sherbets, acidulated drinks, and spirituous extracts with proper flavour and Colour)

(२४) सिलाई-बुनाई कला (tailor's work and sewing)

(२५) कढ़ाई की कला (Art of embroidary)

(२६) पहेलियां आदि के बूझने-बुझाने की कला (solution of riddles enigmas, covert speeches verbal puzzles and enigmatical questions)

(२६) अन्त्याक्षरी की कला (A game, which consists in repeating verses, and on one person finishes, another person has to commence at once, repeating another verse, begining with the same letter with which the last speaker's verse ended whoever fails to repeat is considered to have lost, and to be subject to pay a forfeit or stake of some kind)

(२८) गूढ़ और क्लिष्ट शब्दों में वाक्य बनाने और कहने की कला।

(२९) अलग-अलग स्वरों को निकालना या स्वरों की नकल करने की कला (Art of mimiery or imitation)

(३०) अलग-अलग स्वरों में काव्यादि ग्रन्थ पढ़ने की कला।

(३१) ऐतिहासिक नाटक, कथा-रूपक आदि देखना और समझना।

(३२) समस्या पूर्ति अथवा पाद-पूर्ति आदि की कला।

(३३) बैंत और सरकण्डे से उपयोगी वस्तुएं बनाने की कला।

(३४) लकड़ी पर नक्काशी करने की कला (Art of wood carving)

(३५) बढ़ईगीरी की कला (Work of a carpenter)

(३६) वास्तु कला (The Art of building)

(३७) रत्न आदि परखने की कला (Knowledge about gold and silver coins and jewels and gems)

(३८) धातुओं को साफ करने की कला।

(३९) मणियों को रंगने या मीनाकारी की कला (Colouring jewels, gems, and beads)

(४०) उद्यान-वाटिका की कला (Gardening)

(४१) मुर्गा, तीतर, बटेर अथवा भेड़ा को योग्यता से लड़ाने की कला Art of cock-fighting, quail fighting and ram fighting)

(४२) तोता-मैना आदि घरेलू पालतू पक्षियों को बोली सिखाने की कला (Art of Teaching parrots and starlings to speak)

(४३) शरीर में उबटन लगाने तथा मालिश करने की कला (Art of applying perfumed ointments to the body)

(४४) उंगलियों के इशारे से बातचीत करने की कला।

(४५) गुप्त लिखावट के प्रयोग की कला (The art of understanding writing, in cipher, and the writing of words in a peculiar way)

(४६) देश देशान्तर की भाषाओं तथा बोलियों के ज्ञान की कला (Knowledge of Languages and of the Vernacular dialects)

(४७) फूल पत्तों से हाथी, घोड़े, रथों और पालकियों को सजाने की कला (Art of making flower carriages)

(४८) शकुन, अपशकुन के ज्ञान की कला।

(४९) कल-पुर्जे बनाने की कला।

(५०) स्मरण शक्ति को बढ़ाने की कला।

(५१) दूसरों के साथ मिलकर विशेष ढंग से पुस्तक आदि पढ़ने की कला।

(५२) कई भाषाओं में कविता बनाने की कला (Art of composing poems in different languages)

(५३) कोष आदि बनाने की कला (Knowledge of dictionaries and Vocabularies)

(५४) कई प्रकार के छन्द रचने की कला (Knowledge of scanning of constructing verses)

(५५) अलंकार शास्त्र सम्बन्धी ज्ञान की कला।

(५६) दूसरों को छलने के लिए कई प्रकार के स्वांग भरने की कला।

(५७) ठीक ढंग से वस्त्र आदि पहनने की कला (The art of proper dressing)

(५८) कई प्रकार से जुआ खेलने की कला (Various ways of gambling)

(५९) कई प्रकार के खेल और कसरत (व्यायाम) करने की कला (Knowledge of gymnastics)

(६०) चेहरे से मनुष्य के चरित्र को जान लेने की कला (Art of knowing the character of a man from his features)

(६१) राजनीति की कला (Art of Politics)

(६२) दण्डनीति या युद्ध की कला (Knowledge of the art of war, of arms, of armies etc.)

(६३) बच्चों के साथ गुड़ियों और खिलौनों से खेलने की कला (Skill in youthful sports) और

(६४) सामाजिक सिद्धांतों का ज्ञान तथा दूसरों का आदर सत्कार करने की कला (Knowledge of the rules of society, and of how to pay repects and compliments ot others)

उपरोक्त चौंसठ कलाओं में प्रवीण सुशीला और गुणवती सुन्दरी को गणिका कहा जाता है। जनता इसका आदर करती है और प्रशंसा करती है। राजा और कला-प्रेमी नागरिक इसे मान देते हैं। यह अपने गुणों से उन्हें अपनी ओर आकर्षित करती है। वे अपनी काम-शक्ति के लिए इसके पास आते हैं। जो राजकुमारियां और सामन्तों की बेटियां योगों को जानने और समझने वाली होती है। तथा काम-कला में निपुण होती है वे अपने पतियों के

प्रेम तथा आदर पर पूर्ण अधिकार रखती हैं चाहे उन पतियों की और कई रमणियां क्यों न हों। यदि इन चौंसठ कलाओं में प्रवीण स्त्री अपने पति को खो भी दे तो भी वह इस क्रिया के कारण देश-परदेश में अपनी जीविका अच्छी प्रकार से कमा सकती है। इन कलाओं में प्रवीण पुरुष अपरिचित स्त्रियों को भी बड़ी सरलता से मोहित कर सकता है।

इन कलाओं के ज्ञान से मनुष्य को ऐश्वर्य और सुख की प्राप्ति होती है। इन कलाओं का प्रयोग देश और काल के अनुसार करना उचित होता है। कलाओं के ज्ञान से पुरुषों को अर्थ, काम और यश की प्राप्ति होती है।

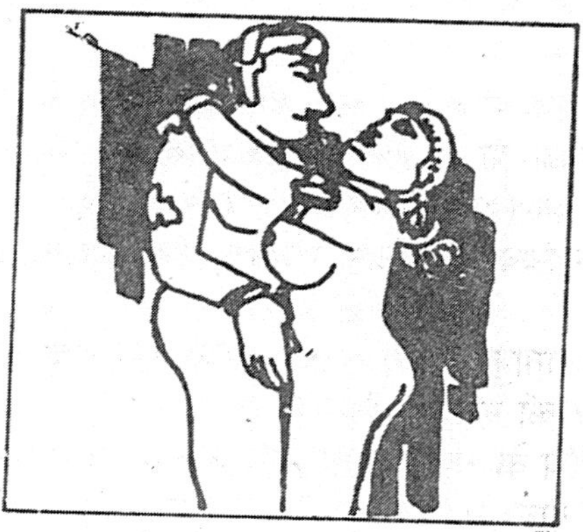

नायिका-नायक भेद

(The kinds of Women and Men)

सम्भोग की दृष्टि से नायिका तीन प्रकार की होती है:—

प्रथम—अपनी पत्नी या अपने वर्ण की कुमारी कन्या,

द्वितीय—विधवा रखैल और

तृतीय—वेश्या।

उपरोक्त तीनों प्रकार की नायिकाओं के साथ सम्भोग करने की कोई मनाही नहीं है।

आचार्य गोणिका पुत्र एक चौथे प्रकार की एक और नायिका का भी निर्देश करते हैं, वह है पर-स्त्री। इसके साथ सन्तानोत्पत्ति या आनन्द प्राप्ति के लिए सम्भोग नहीं किया जाता बल्कि किसी विशेष उद्देश्य या प्रयोजन (धन प्राप्ति, आत्मरक्षा या मैत्री बढ़ाने) से किया जाता है।

चारायण ऋषि एक पांचवी नायिका भी मानते हैं। इनके अनुसार राजा की पत्नी, राज्य के दूसरे अधिकारियों की पत्नियां और रनिवास में कार्य करने वाली विधवा भी नायिकाएं हैं। इनके साथ भी सम्भोग किया जा सकता है।

छठे प्रकार की नायिका सुवर्णनाभ के अनुसार विधवा सन्यासिनी को माना जा सकता है।

घोटकमुख के मतानुसार वैश्या की लड़की और युवा नौकरानी (जो खण्डिता न हो) सातवें प्रकार की नायिका है।

आचार्य गोनर्दीय के अनुसार एक और आठवें प्रकार की नायिका होती है। वह है, अपनी पत्नी जो बाल्याकाल समाप्त करके युवावस्था में प्रवेश करती है और जिसे सम्भोग-सुख का बिल्कुल भी ज्ञान नहीं होता।

किन्तु वात्स्यायन आचार्य नायिकाओं के पहले चार भेद ही मानते हैं। उनके अनुसार अन्य चार प्रकार की नायिकाएं पहले चार भेदों के अन्तर्गत ही आ जाती हैं।

किन्तु नपुंसकों की गणना न तो स्त्रियों में होती है और न पुरुषों में, फिर भी इनका उपयोग किसी-न-किसी प्रयोजन से होता ही है, अतः ये पांचवीं प्रकार की नायिकाएं

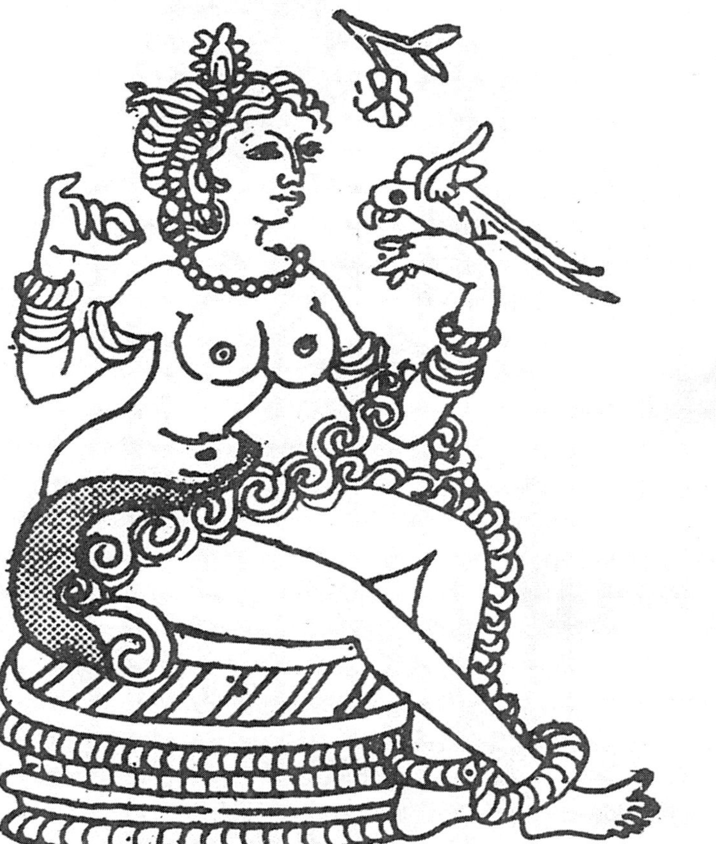

चित्रिणी नायिक

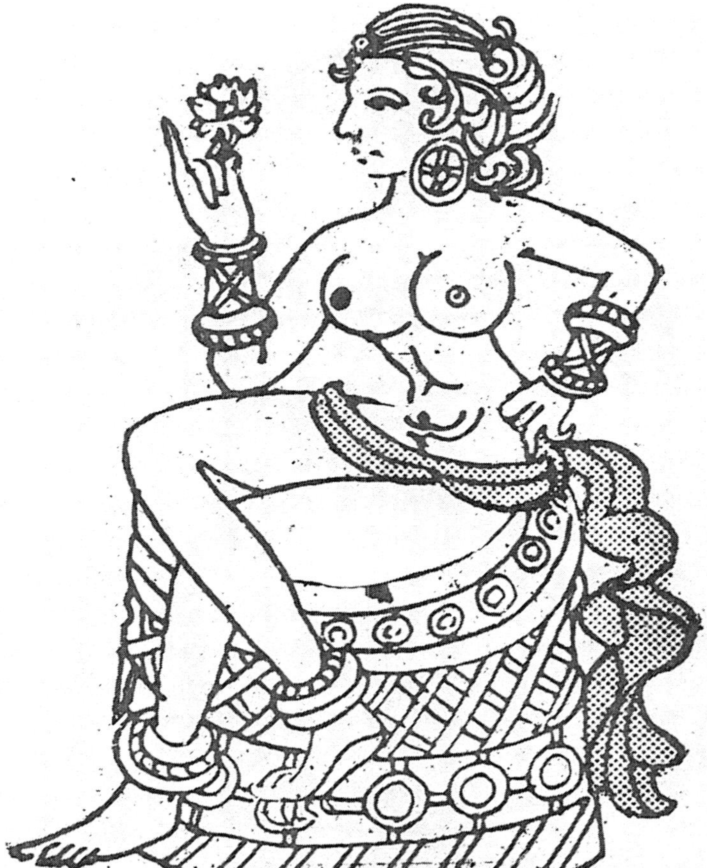

पद्मिनी नायिका

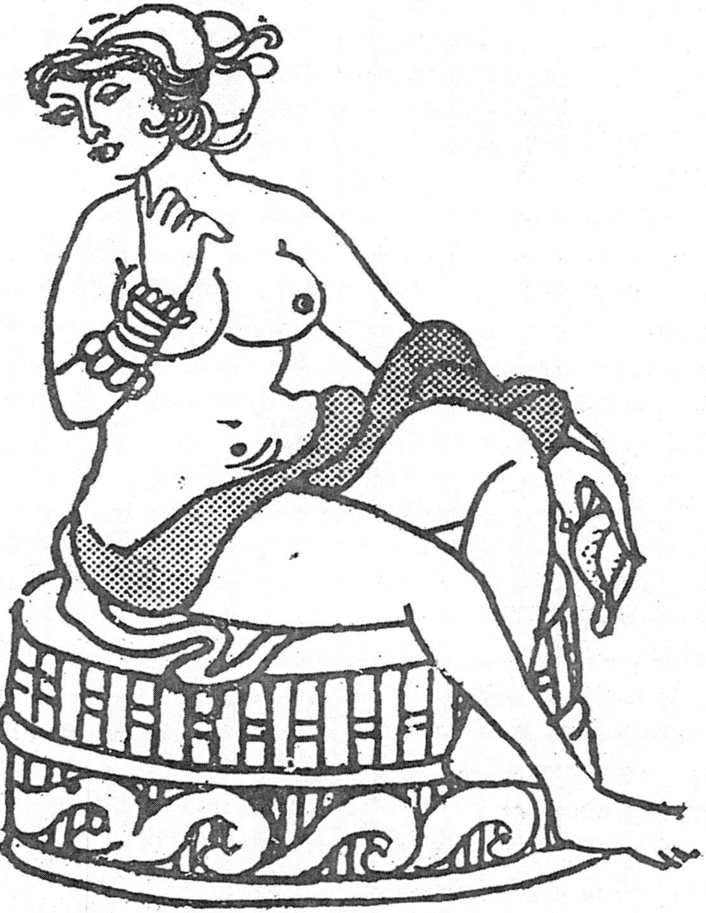

शांखिनी नायिका

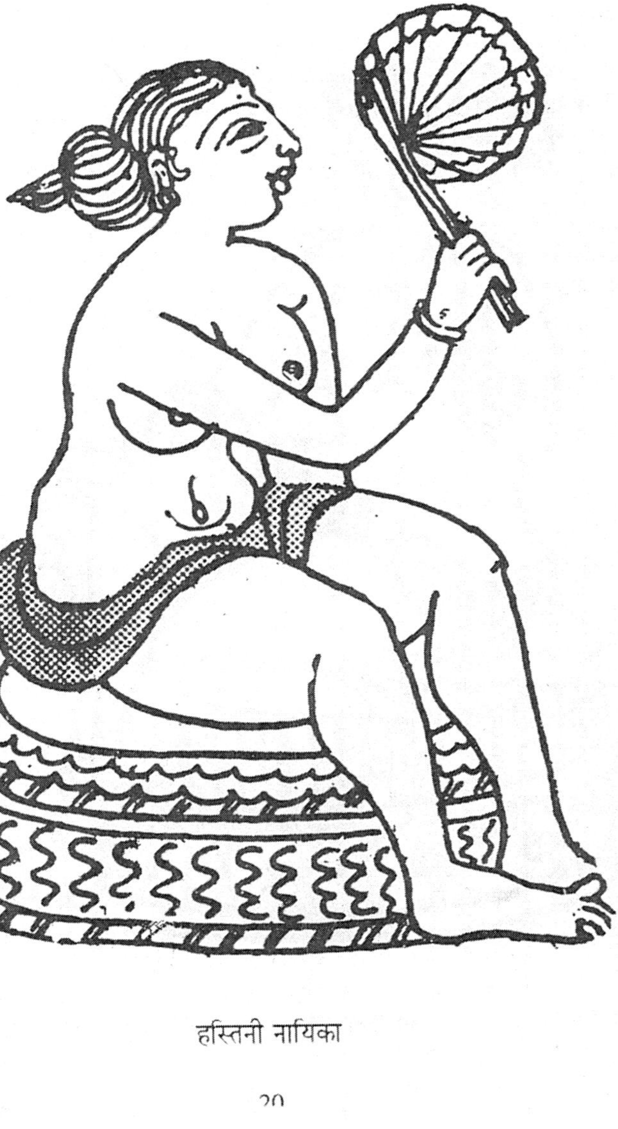

हस्तिनी नायिका

हुई।

नायक के भेद

नायक प्रायः एक ही प्रकार का होता है और वह है नायक अथवा रसिक पुरुष, जिसे सभी जानते हैं और वह है पति। कोई भी स्त्री अक्षत-योनि तभी तक कही जाती है जब कि वह किसी पुरुष के साथ सम्भोग नहीं कर लेती और सम्भोग कर लेने के पश्चात् वह क्षत-योनि अथवा भ्रष्ट समझी जाती है, किन्तु पुरुष के लिए ऐसी कोई बात नहीं है। पुरुष सदैव पवित्र ही रहता है चाहे कितने ही उपद्रव करता रहे। वह किसी बाला (कन्या) से शादी कर सकता है, किसी विधवा या राजनर्तकी से शादी कर सकता है। पुरुषों में दूसरे प्रकार का नायक गुप्त प्रेमी होता है जो दूसरों की पत्नियों से लुक-छिप कर प्रेम लीला करता है। गुणों के कम या अधिक होने के आधार पर नायकों को उत्तम, मध्यम और अधम आदि तीन वर्गों में बांटा जा सकता है।

आचार्य वात्स्यायन निम्नलिखित प्रकार की स्त्रियों से सम्बन्ध-निषेध बतलाते हैं :—

(१) कोढ़ी स्त्री,
(२) पागल स्त्री,
(३) जाति से निष्कासित स्त्री,
(४) प्रेम के गुप्त रहस्यों को खुले रूप से प्रकट करने वाली स्त्री,
(५) सम्भोग के लिए खुल्लमखुल्ला तत्पर रहने वाली स्त्री,
(६) अधिक आयु की स्त्री,
(७) अधिक गोरी और भूरी आंखों वाली स्त्री,
(८) अधिक काली स्त्री,
(९) जिस स्त्री के मुंह और योनि से दुर्गन्ध आती हो,
(१०) निकट सम्बन्धी की स्त्री,
(११) अपनी पत्नी की सहेली,
(१२) साधुनी या सन्यासिनी,
(१३) कुटुम्बियों की पत्नी,
(१४) मित्र की पत्नी,
(१५) विद्वान् गुरु अथवा ब्रह्मण की पत्नी और
(१६) राजा की पत्नी।

बाभ्रव्य का कहना है कि ऐसी स्त्री के साथ सम्भोग कर लेना पाप नहीं है जो पांच पुरुषों के साथ सम्भोग कर चुकी हो। गोणिका पुत्र के मतानुसार ऐसी अवस्था में भी निकट सम्बन्धियों, मित्रों, ब्राह्मण, विद्वानों और राजाओं की स्त्रियों से रमण नहीं करना चाहिए।

पाय: काम-व्यापार में कुछ सहायकों की आवश्यकता होती है, जिनकी सहायता

से किसी भी स्त्री को सरलता से फंसाया जा सकता है। वे सहायक लोग निम्न प्रकार के हो सकते हैं:—

(१) बचपन का मित्र ।

(२) वह व्यक्ति जिसकी संकट काल में सहायता की हुई हो और वह किये गए उपकारों के भार से दबा हो।

(३) अपने ही समान आचार-व्यवहार रखने वाले लोग।

(४) सहपाठी।

(५) एक दूसरे के गुप्त रहस्यों को जानने वाले मित्र।

(६) जिनके गुप्त रहस्यों का पूरा-पूरा ज्ञान नायक को हो।

(७) अपनी ही आयु का धाय का बेटा, और

(८) एक साथ रहने वाले समवयस्क मित्र।

सहायकों के गुण इस प्रकार होने चाहिएं :—

(१) ऊंचे खानदान के हों।

(२) जिनमें कोई अवगुण न हों।

(३) दृढ़-विचारों के हों।

(४) धोखा देने वाले न हों।

(५) सदैव वश में रहने वाले हों।

(६) लोभी न हों और

(७) गुप्त रहस्यों को अन्य लोगों के सामने प्रकट करने की जिनकी आदत न हो।

ऐसे गुणों वाले सहायक सदैव सफल सिद्ध होते हैं।

चारायण के मत के अनुसार निम्न वर्ग के लोगों से भी मैत्री करके सहायक का काम लिया जा सकता है:—

माली, नाई, धोबी, सन्यासी, ग्वाला, सुनार, पीठमर्द, शराब बेचने वाला दलाल, पान बेचने वाला पनवाड़ी, इत्र बेचने वाला अत्तार, विदूषक तथा विट इत्यादि। ये लोग अपने-अपने व्यवसाय के कारण सब लोगों के घरों में आते जाते हैं, इसीलिए सफल सहायक सिद्ध होते हैं। रसिकजन इनकी स्त्रियों से भी मेल बढ़ाते हैं क्योंकि काम-व्यापार में स्त्रियां अधिक सहायक सिद्ध होती हैं।

जो पुरुष और स्त्री दोनों का मित्र हो और विशेष रूप से स्त्री का विश्वास पात्र हो, वह दूत-कर्म के लिए श्रेष्ठ माना जाता है। दूत में निम्न गुण होने आवश्यक हैं:—

(१)साहस,

(२) शीघ्र न घबराने की शक्ति,

(३) परिस्थिति के अनुसार बात करने में चतुराई,

(४) देश काल का पूर्ण ज्ञान,

(५) दूसरों के भेद को शीघ्र जान लेने की योग्यता,
(६) चेहरा देखकर मनोभाव समझने की क्षमता,
(७) दुविधा में शीघ्र ही निश्चय पर पहुंचने की क्षमता, तथा
(८) शीघ्रता से काम पूर्ण करने की योग्यता आदि।

इसके अतिरिक्त अच्छे दूत को विवेकी, चतुर, निडर और प्रगल्भ होना चाहिए तथा उसे नायक-नायिका के मनोभावों को भली-भांति समझना चाहिए। इस प्रकार चतुर व रसिक नायक जिसके गुणी सहायक हों जो परिस्थितियों को समझता हो, वह अपनी पहुंच के बाहर की रमणियों को भी आसानी से प्राप्त कर लेता है।

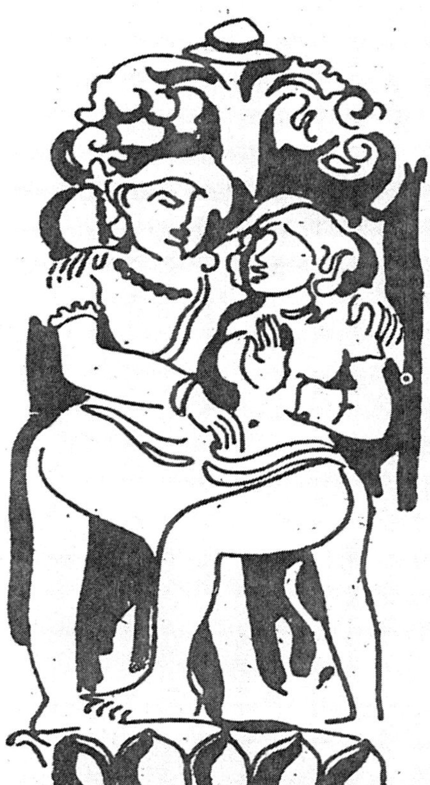

पुरुष और स्त्री के जननेन्द्रियों के आकार भेद तथा मैथुन-क्रिया-भेद

(Kinds of Sexual Union according to the Diamensions of Male and Female Organs)

मैथुन अर्थात् सम्भोग का संबंध मन और शरीर दोनों से ही है। मानसिक दृष्टि से मैथुन-क्रिया स्त्री और पुरुष का पारस्परिक आकर्षण और एक दूसरे से शरीर मिलाने की प्रबल इच्छा है। एवं शारीरिक दृष्टि से यह पुरुष के लिंग और स्त्री की योनि का संयोग (मिलन) है जिसमें एक अथवा दोनों पक्षों का विशेष प्रकार से जननेन्द्रियों (लिंग-योनि) का परस्पर घर्षण, परिणामतः पुरुष का वीर्यपात होना तथा स्त्री को एक विशेष प्रकार की आनन्दानुभूति होना मुख्य बात है।

लिंग तथा योनि के आकार के आधार पर पुरुषों तथा स्त्रियों के तीन-तीन भेद किये गये हैं जो निम्न हैं:-

पुरुषों के तीन भेद

(१) शश (खरगोश),
(२) वृष (बैल), और
(३) अश्व (घोड़ा)।

स्त्रियों के तीन भेद

(१) मृगी (हरिणी)
(२) बड़वा (घोड़ी) और
(३) हस्तिनी (हथिनी)।

उपरोक्त पुरुष (नायक) तथा स्त्री (नायिका) के विभिन्न भेदों का संक्षिप्त परिचय इस प्रकार है:—

शश नायक—इसका लिंग ६ अंगुल का तथा वीर्य सुगन्धि वाला होता है। यह मृदुवेगी तथा कम मैथुन करने वाला होता है। यह मीठा बोलने वाला, प्रसन्न रहने वाला, सत्यवक्ता, सुन्दर और घुंघराले बालों वाला, गोल चेहरे वाला, मंझले कद का, हल्के और सुन्दर हाथ पांव वाला, मानी तथा गुरु ब्राह्मण सेवी होता है।

वृष नायक— इसका लिंग ९ अंगुल तथा वीर्य क्षारयुक्त गन्ध वाला होता है। यह मध्य वेग वाला होता है। यह भी किसी सीमा तक मधुरभाषी, मोटे गले वाला, लाल हाथ पावं वाला तथा सुन्दर चाल वाला होता है। इसकी आंखें स्थिर पलकों वाली होती हैं तथा पेट कछुए के आकार सा होता है।

अश्व नायक— इसका लिंग १२ अंगुल का तथा वीर्य हाथी के मद जैसी सुगन्धि लिए हुए होता है। यह नायक बहुत बातूनी होता है। इसका मुंह लम्बा, कान, सिर और होंठ बड़े तथा पतले होते हैं। बाल घने एवं कठोर होते हैं। भुजाएं और टांगें लम्बी तथा मजबूत होती हैं। उंगलियां लम्बी तथा नाखून खूबसूरत होते हैं। इसकी आवाज बादल-गर्जन के समान तथा चाल तेज होती है।

मृगी नायिका— इसकी योनि ६ अंगुल गहरी होती है तथा उसमें से कमल के फूल की सी सुगन्ध आती है। यह विलास में चतुर किन्तु विलासप्रिया कम होती है। थोड़ा सोने तथा कम बोलने वाली होती है। यह सदैव ब्राह्मणों, गुरुओं तथा देवताओं के पूजन में रूचि रखती है। सफेद उज्जवल धवल वस्त्र धारण करने वाली तथा कम भोजन करना पसन्द करने वाली होती हैं। इसके नयन चंचल तथा किनारों पर लाल डोरे लिए हुए होते हैं। इसका चेहरा कमल के समान, शरीर शिरीष कुसुम के समान कोमल, स्तन बिल्व-फल से गोल तथा कठोर, वर्ण चम्पक सुमन सा गौर, नाक तोते की चोंच जैसी, दांत मोतियों से, चाल हंस के समान, वाणी कोकिल सी तथा कंठ कपोत जैसा होता है।

बड़वा नायिका— इसकी योनि ९ अंगुल गहरी होती है और उसमें मछली की सी गन्ध आती है। कामातुरा होती है और सम्भोग के दौरान में नोंच-खरोंच अधिक पसन्द करती है। मदिरापान खूब चाहती है इसका शरीर पतला भी हो सकता है और मोटा भी हो सकता है किन्तु लम्बा और गरम होता है। यह रंग-विरंगे कपड़े पहनना पसन्द करती है, स्वभाव क्रोधी होता है स्तन लम्बे, आंखें भूरी तथा तिरछी देखने वाली होती हैं। इसकी गति तीव्र होती है।

हस्तिनी नायिका— इसकी योनि १२ अंगुल गहरी होती है और उसमें से मदगन्ध आती हैं। इस नायिका की योनि भीतर से बहुत विशाल होती है और आवश्यकतानुसार बढ़ जाती हैं। इसकी चाल भद्दी होती हैं पैरों की उंगलियां मोटी और टेढ़ी होती हैं। इसकी गरदन छोटी और मोटी होती है। ओंठ बड़े-बड़े, स्तन मोटे और विकट, आवाज मोटी व कमर मोटी होती हैं। पर्याप्त-मात्रा में कड़वा-कसैला भोजन करने वाली और हाथी की नींद सोने वाली होती हैं। इसके शरीर पर बाल होते हैं और यह लज्जा हीन होती है। यह नायिका सम्भोग और पैसे के लिए सदा-सर्वदा तैयार रहती है।

लिंग और योनि के आकार में यदि अनुरूपता (समानता) हो और मैथुन-कर्म में लिंग योनि में ठीक फिट बैठे तो ऐसे संभोग को समरत कहते हैं। यथा शश नायक और मृगी नायिका का मिलन, वृष नायक और बड़वा नायिका का मिलन तथा अश्व

नायक का हस्तिनी नायिका से मिलन समरत संभोग कहलाता है।

लिंग और योनि के आकार में समानता न हो तो ऐसे संभोग को विषमरत कहते हैं। इसके छः भेद किये गये हैंः—

(१) शश का बड़वा के साथ,
(२) शश का हस्तिनी के साथ,
(३) वृष का मृगी के साथ,
(४) वृष का हस्तिनी के साथ,
(५) अश्व का मृगी के साथ, और
(६) अश्व का बड़वा नायिका के साथ।

उपरोक्त विषमरत संभोगों को भी दो भागों में बांटा गया है। यथा—'उच्चरत' और 'नीचरत'।

यदि लिंग बड़ा तथा योनि छोटी हो तो इसे 'उच्चरत' कहते हैं। उदाहरणार्थ वृष-मृगी तथा अश्व-बड़वा का मिलन।

यदि लिंग छोटा तथा योनि बड़ी हो तो उसे 'नीचरत' कहते है। उदाहरणार्थ बड़वा तथा वृष हस्तिनी का मिलन।

यदि लिंग बहुत बड़ा (अश्व) और योनि बहुत छोटी (मृगी) हो तो 'उच्चरत' कहते हैं।

यदि लिंग बहुत छोटा (शश) और योनि बहुत बड़ी (हस्तिनी) हो तो उसे 'नीचतररत' कहते हैं।

ऊपर बताये गये ९ प्रकार के सम्भोगों में से ३ प्रकार के समरत सम्भोग परम श्रेष्ठ होते हैं। उच्चरत और नीचरत मध्यम (औसत) दर्जे के तथा उच्चतररत और नीचतररत महा निकृष्ट होते है। उच्चरत और नीचरत में से उच्चरत उत्कृष्ट माना जाता है क्योंकि इसमें स्त्री को अधिक आनन्द प्राप्त होता है। इस प्रकार के सम्भोग में लिंग बड़ा होने के कारण स्त्री अपनी जांघों को चौड़ा करके योनि के आकार को कुछ और बड़ा कर लेती है जिससे लिंग योनि में प्रवेश कर सकता है। लिंग का आकार बड़ा होने के कारण योनि में घर्षण अधिक होता है जिससे स्त्री को योनि में होने वाली विशेष प्रकार की खुजली मिटने से बहुत शान्ति प्राप्त होती है। इसके विपरीत यदि लिंग छोटा और योनि बड़ी हो तो स्त्री को पूरा आनन्द प्राप्त नहीं होता।

सम्भोग भेद—संभोग के समय जिस पुरुष की कामेच्छा कम हो, वीर्य भी कम निकले तथा नायिका की नख-दन्त-क्रियाओं को न सह सके, उसे 'मन्दवेग' कहते हैं।

जिस पुरुष में मध्यम दर्जे की कामेच्छा हो, वीर्य भी कुछ अधिक निकले तथा नायिका की नख-दन्त-क्रियाओं को सह लेता हो, उसे 'मध्यवेग' नायक कहते हैं।

जिस पुरुष में प्रचण्ड काम-लालसा हो, जो प्रचुर वीर्य वाला हो और नायिका की

नख-दन्त-क्रियाओं को पूर्ण आनन्द लेता हो, उसे 'चण्डवेग' नायक कहते हैं।

इसी भांति इन तीनों—मन्दवेग, मध्यवेग तथा चण्डवेग—प्रकार की नायिकायें भी होती हैं। जिस तरह सम्भोग-क्रिया में आकार की दृष्टि से पुरुष के लिंग तथा स्त्री की योनि की अनुरूपता के तीन समरत और भिन्नता के छः विषमरत हैं, उसी तरह संभोग-क्रिया में वेग की दृष्टि से भी तीन समरत तथा छः विषमरत हैं।

तीन समरत इस प्रकार है :—

१. मन्दवेग नायक और मन्दवेग नायिका का संयोग।
२. मध्यवेग नायक और मध्यवेग नायिका का संयोग।
३. चण्डवेग नायक और चण्डवेग नायिका का संयोग।

छः विषमरत इस प्रकार हैं :—

१. मन्दवेग नायक तथा मध्यवेग नायिका का संयोग।
२. मन्दवेग नायक तथा चण्डवेग नायिका का संयोग।
३. मध्यवेग नायक तथा मन्दवेग नायिका का संयोग।
४. मध्यवेग नायक तथा चण्डवेग नायिका का संयोग।
५. चण्डवेग नायक तथा मन्दवेग नायिका का संयोग।
६. चण्डवेग नायक तथा मध्यवेग नायिका का संयोग।

इसी प्रकार मैथुन काल के आधार पर भी नायक-नायिका के भेद होते हैं—शीघ्र, मध्य तथा चिरकाल। इनमें भी शीघ्रकाल नायक-नायिका संयोग, मध्यकाल नायक नायिका संयोग तथा चिरकाल नायक नायिका संयोग उत्तम सिद्ध हुए हैं। शेष छः विषम संयोग हैं।

मैथुन काल के विषय में कामशास्त्रियों में कुछ मतभेद हैं। आचार्य औद्दालिक यानि उद्दालक के पुत्र श्वेतकेतु का कथन है कि स्त्री में पुरुष के समान वीर्य नहीं होता तथा उसका पुरुष की भांति वीर्यपात नहीं होता, अतः वह आनन्द प्राप्त नहीं हो पाता जो पुरुष को प्राप्त होता है। तत्पश्चात प्रश्न यह उठता है कि यदि स्त्री को आनन्द नहीं मिलता तो वह पुरुष से मिलने के लिए इतना उत्कण्ठित क्यों रहती है ? इसके उत्तर में औद्दालिक ने कहा है कि स्त्री की योनि में एक प्रकार की खुजली सी होती है, जो पुरुष के साथ संभोग करने से मिट जाती है। रजस्वला के पश्चात् स्त्री की योनि में खुजली शुरू हो जाती है और यदि उसे न मिटाया जाये तो कई बार भयंकर रोग हो जाते हैं। वास्तव में स्त्री को चुम्बन, आलिंगन आदि क्रियाओं के कारण पुरुष से सम्बन्ध करने में पूरा आनन्द मिलता है। पुरुष को आनन्द का अनुभव वीर्यपात के समय होता है, इसलिए जैसा पुरुषों को आनन्द का अनुभव होता है वैसा स्त्रियों को नहीं मिल पाता। यदि स्त्री व पुरुष को एक दूसरे के आनन्द की अनुभूति का पता ही नहीं लगता तो यह कैसे कहा जा सकता है कि मैथुन में स्त्री को अनुभव होने वाला आनन्द पुरुष को

अनुभव होने वाले आनन्द से भिन्न है ? इस विषय में औद्दालिक ने कहा है कि स्त्रियों में पुरुषों के वीर्यपात की भांति कोई क्रिया नहीं होती। पुरुष मैथुन में वीर्यपात हो जाने पर स्त्री से अलग हो जाता है लेकिन स्त्री में ऐसा नहीं होता। वह पुरुष के वीर्यपात के बाद भी सम्भोग की इच्छा रखती हैं। यदि स्त्री की भी वीर्यपात सी कोई क्रिया होती तो वह भी ऐसा होने पर पुरुष के वीर्यपात होने से पहले ही अलग हो जाती लेकिन स्त्री पुरुष के वीर्यपात से पहले उससे उदास नहीं होती ।

कामशास्त्र के आचार्यों का मत है कि जो पुरुष मैथुन क्रिया में अधिक समय तक टिकता है उस चिरवेग नायक को स्त्रियां अधिक चाहती हैं तथा जो पुरुष शीघ्र ही स्खलित हो जाता है उस नायक से घृणा करती है। इससे सिद्ध होता है कि स्त्रियों में भी पुरुषों की भांति वीर्यपात होता है। इस मत पर औद्योलिक क कहना है कि चिरवेग नायक में स्त्री का अनुराग अपनी योनि की खुजली मिटाने के लिए होता है किसी और कारण से नहीं।

इस विषय पर आचार्य बाभ्रव्य का कहना है कि स्त्री में आनन्द का अनुभव संभोग क्रिया के आरम्भ से लगता है, लेकिन पुरुष में ऐसा संभोग की समाप्ति पर होता है। स्त्रियों में भी वीर्यपात जैसी क्रिया होती ही है। यदि ऐसा न हो तो वे गर्भ कैसे धारण कर लेती हैं ? भेद केवल इतना ही है कि स्त्रियों को आनन्द शुरू से ही मिलने लगता है और पुरुष को वीर्यपात के ही समय। बाभ्रव्य का यह भी कहना है कि यदि यह मत कि 'लिंग घर्षण से स्त्रियों की खुजली मिटती है, ठीक है तो इससे इस शंका का समाधान नहीं होता कि जब पुरुष स्त्री को संभोग के लिए संकेत करता है तो उसमें काम इच्छा बहुम कम मात्रा में होती है लेकिन जैसे-जैसे आलिंगन चुम्बन आदि क्रियायें की जाती हैं वैसे-वैसे काम-इच्छा भी बढ़ती जाती है तथा अन्त में शिखर तक पहुंच जाती है और जब उसकी काम इच्छा शांत हो जाती है तो वह भी संभोग के विमुख हो जाती है। उसी तरह जेसे कुम्हार का चाक। चाक की गति पहले मन्द होती है फिर धीरे-धीरे बढ़ती है। और अन्त में रूक जाती है। इससे स्पष्ट है कि स्त्री में भी पुरुष की भांति स्खलन की क्रिया होती है और स्खलन के समय वह अलौकिक आनन्द की प्राप्ति करती हैं यदि पुरुष के स्खलन के उदासीन हो जाने के पश्चात् भी स्त्री में काम लालसा बनी रहती है तो उसका कारण यह है कि स्त्री में पुरुष की अपेक्षा आठ गुना अधिक काम-इच्छा होती है।

इस विषय पर महर्षि वात्स्यायन अपना मत इस प्रकार देते हैं कि—पुरुष व स्त्री एक ही जाति-मनुष्य जाति—के हैं, और वे एक कार्य मैथुन कार्य—में लगे है, तब दोनों के आनन्द में भेद कैसे हो सकता है ? अवस्था भेद तो ईश्वर कृत है अर्थात पुरुष मैथुन करता है और स्त्री कराती है, पुरुष सक्रिय है और स्त्री निष्क्रिय, लेकिन क्रिया एक ही है और वह है सम्भोग। अतः इस क्रिया से दोनों को आनन्द प्राप्त होता है और

यह आनन्द एक ही प्रकार का होता है।

आचार्य वात्स्यायन का कहना है कि तीनों (प्रमाण, काल, भाव) आधारों की दृष्टि में रखते हुए स्त्री व पुरुष को इस प्रकार सम्भोग करना चाहिए कि भेदभाव होते हुए भी दोनों को अधिक-से-अधिक आनन्द मिल सके। पुरुष प्रथम संभोग में चण्डवेग वाला होता है परन्तु इसके पश्चात् के संभोगों में मन्दवेग होने लगता है। लेकिन स्त्री का स्वभाव पुरुष से बिल्कुल विपरीत होता है। प्रथम संभोग में वह मन्दवेग वाली होती है और उसकी कामइच्छा धीरे-धीरे प्रज्वलित होती है। दूसरी बार सम्भोग करने से उसकी कामइच्छा शीघ्र ही पूरी होती है। कभी-कभी स्त्री के स्खलन से पहले पुरुष का वीर्यपात हो जाता है तब स्त्री असंतुष्ट रह जाती हैं ऐसी स्थिति न आये इसके लिए पुरुष को चाहिए कि वह अपने आलिंगन चुम्बन आदि क्रियाओं से स्त्री को उत्तेजित कर दे जिससे दोनों एक साथ स्खलित हों, यह सफल सम्भोग होता हैं स्त्री स्वभाव से ही कोमल अंगों वाली होती है इसलिए थोड़े से स्पर्श से ही वह उत्तेजित हो जाती है, लेकिन यदि ऐसा न होता तो भी आलिंगन, चुम्बन आदि से तथा उसकी योनि में उंगली व घर्षण से उसे उत्तेजित किया जा सकता है।

कामशास्त्र के आचार्यों ने काम की तृप्ति (प्रीति) को चार भांगों में बांटा है—

१. जो किसी काम के अभ्यास गे होती है, जैसे—शिकार खेलना, गाना बजाना, शराब आदि पीना जैसी क्रियाओं का लगातार अभ्यास करने से जो आनन्द मिलता है वही प्रथम प्रकार की प्रीति अथवा 'आभ्यासिकी' प्रीति कहलाती है।

२. दूसरे प्रकार की इच्छा पूर्ति को 'अभियानिकी' प्रीति कहते हैं। इसमें अपने प्रिय काम सुख की कल्पना से ही आनन्द मिलता है जैसे—हिजड़ों तथा व्यभिचारिणी स्त्रियों के साथ मुख मैथुन करने या उनसे आलिंगन—चुम्बन आदि से संभोग के आनन्द की कल्पना करके एक प्रकार के सुख का अनुभव किया जाता है।

३. जब कोई नायक या नायिका किसी अनचाहे स्त्री या पुरुष से आलिंगन—चुम्बन या संभोग करते समय अपने मनचाहे व्यक्ति की कल्पना करता या करती है तो उसे 'संप्रत्ययात्मिका' प्रीति कहते हैं।

४. अलग-अलग इन्द्रियों द्वारा जो सुख की प्राप्ति होती है उसे 'विषयात्मिका' प्रीति कहते हैं। यह सबसे प्रधान तथा स्वभावतः होने वाली प्रीति है जैसे स्त्री संभोग में स्त्री के कोमलकान्त शरीर के स्पर्श का सुख स्पर्शेन्द्रिय से, उसके सौम्य सौन्दर्य का आनन्द चक्षुरिन्द्रिय (आंखों) से और उसकी मीठी-मीठी बातों का सुख श्रवणेन्द्रिय (कानों) द्वारा होता है। इसमें तृप्ति की मात्रा अधिक होने के कारण, अनुभव तत्काल ही होने लगता है।

काम-शास्त्र के ज्ञाता इन चारों प्रीतियों को अच्छी तरह समझकर उचित ढंग से आनन्द प्राप्त करते हैं।

आलिंगन क्रिया तथा इसके भेद

(The embrace and its kinds)

कामसूत्र में, सम्भोग-क्रिया के, बाभ्रव्य के मतानुसार, आठ मुख्य अंगों का तथा हर एक अंग के आठ-आठ उपांगों का वर्णन किया गया है। इस प्रकार बाभ्रव्य के मतानुसार सम्भोग-क्रिया के कुल मिलाकर ६४ भेद या उपांग हुए।

आठ अंग इस प्रकार हैं :—

१. आलिंगन,

२. चुम्बन,

३. नखक्षत, अथवा नोंच-खरोंच,

४. दन्त क्रिया या दांतों से काटना इत्यादि,

५. संवेशन (मैथुन के विभिन्न आसन),

६. सीत्कृत ('सी-सी' शब्द करना),

७. पुरुषायित (स्त्री का पुरुष के ऊपर चढ़कर पुरुष की तरह मैथुन करना), तथा

८. मुख मैथुन।

वात्स्यायन के मतानुसार कहीं-कहीं इन आठ-आठ की संख्या में सप्तपर्ण वृक्ष या पञ्चवर्ण बलि की तरह कमी तथा अधिकता भी हो सकती है अर्थात यह आवश्यक नहीं कि प्रत्येक अंग के ८ उपांग ही हों, किसी के कम तथा किसी के अधिक भी हो सकते हैं। इन आठ अंगों को उपक्रियायें भी कहते हैं। इन उपक्रियाओं में सर्वप्रथम स्थान आलिंगन का ही विवेचन किया गया है।

आलिंगन मुख्यतः दो प्रकार का होता है।

प्रथम वह जो ऐसी स्त्रियों से किया जाए जिन्होंने आलिंगन न किया हो।

द्वितीय वह जो उन स्त्रियों से किया जाये जिन्होंने पहले से ही आलिंगन के रस का अनुभव किया हुआ हो। ऐसी स्त्रियों से, जिनसे प्रेम लीला अभी आरम्भ ही की जा रही हो, प्रथम प्रकार के आलिंगन का प्रयोग करना चाहिए। प्रथम प्रकार का आलिंगन प्रेमसूचक होता है। इसमें चार मुख्य भेद बताये गए हैं :—

१. स्पृष्टक आलिंगन (Touching)

२. विद्धक आलिंगन (Piercing)

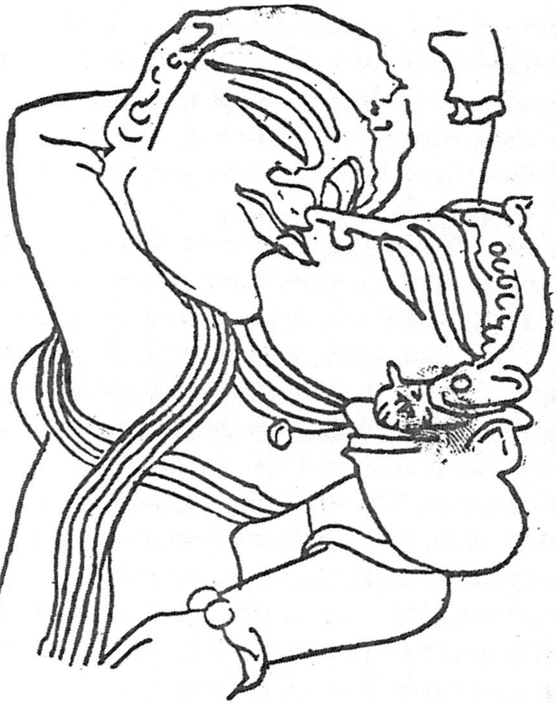

चित्र

३. उद्घृष्टक आलिंगन (Rubbing)

४. पीड़ितक आलिंगन (Pressing)

१. **स्पृष्टक**— इसमें नायक तथा नायिका के शरीरों का आपस में केवल स्पर्श ही होता है। यह उस समय किया जाता है जब कोई नायिका किसी रास्ते से आ रही हो और नायक किसी बहाने उसी रास्ते में जाकर उसके शरीर से स्पर्श करता हुआ आगे बढ़ जाए। तब दोनों एक-दूसरे के मनोभावों को समझ लेते है और किसी को पता भी नहीं चलता। इसी प्रकार नायिका भी किसी प्रकार का बहाना बनाकर उस रास्ते चलकर नायक के शरीर को छूकर आगे बढ़ जाती है जिस रास्ते पर नायक जा रहा हो।

२. विद्धक— इस आलिंगन में पहल नायिका की ओर से होती है। नायिका अपने प्रेमी को किसी निर्जन स्थान पर अकेले खड़े या बैठा देखे तथा तब किसी वस्तु को लेने के बहाने नायक के निकट जाकर अपने स्तनों से उसके शरीर को दबाये, तब नायक नायिका को अपनी बाहों में लेकर आलिंगन का भरपूर आनन्द लेता है।

उक्त दोनों स्पृष्टक तथा विद्धक आलिंगनों का प्रयोग ऐसी अवस्थाओं में करना चाहिए जब नायक-नायिका में परस्पर प्रेम तो हो परन्तु वे अधिक न मिल पाये हों और घनिष्ठता बहुत अधिक न हो।

३. उद्घृष्टक—इस आलिंगन का प्रयोग अंधेरे में भीड़भाड़ में अथवा किसी एकान्त स्थान में होता है। इस आलिंगन में नायक तथा नायिका दोनों ही अपना-अपना शरीर आपस में रगड़ते और दबाते हैं। यदि दोनों बराबर का भाग ले तो उसे उद्घृष्टक और यदि केवल एक पक्ष ही सक्रिय भाग ले तो उसे घृष्टक आलिंगन कहते हैं।

४. पीड़ितक— इस आलिंगन में नायक या नायिका द्वारा दूसरे पक्ष को दीवार या खम्भे के सहारे खड़ा करके बलपूर्वक दबाया जाता है और एक दूसरे को बाहुपाश में कसकर शरीर को जोर से रगड़ा जाता है या दबाया जाता है।

इन दोनों उद्घृष्टक व पीड़ितक आलिंगनों का प्रयोग उन जोड़ों में होता है जो एक दूसरे पर अपना प्रेमप्रभाव संकेतों द्वारा प्रकट कर चुके हों, और सम्भोग की इच्छा भी हुई हो, परन्तु सम्भोग का अवसर न प्राप्त हुआ हो।

जब नायक व नायिका में परस्पर प्रेम हो चुका हो और वे सम्भोग कर चुके हों, तब मैथुन-क्रिया के समय जो आलिंगन होता है, उसे प्रगाढ़-आलिंगन कहते हैं। प्रगाढ़-आलिंगन चार प्रकार के होते हैं जो नीचे दिये गए हैं :—

१. लतावेष्टितक (Lataveshtitaka)—जिस प्रकार लता शाल के वृक्ष से लिपटी रहती है उसी प्रकार नायिका भी नायक से लिपट जाये तथा उसकी गर्दन में अपनी बांहें डाल दे, जिससे नायक का मुंह नीचे हो जाये और वह नायिका को आसानी से आलिंगन-चुम्बन कर सके। तब वह नायक का ध्यान आकर्षित करने के लिए अपने स्तन के अग्रभाग तथा अन्य काम-केन्द्रों की ओर देखे और फिर अर्थभरी दृष्टि से नायक को देखे। यह आलिंगन नायक की काम-लालसा को उत्तेजित करता है।

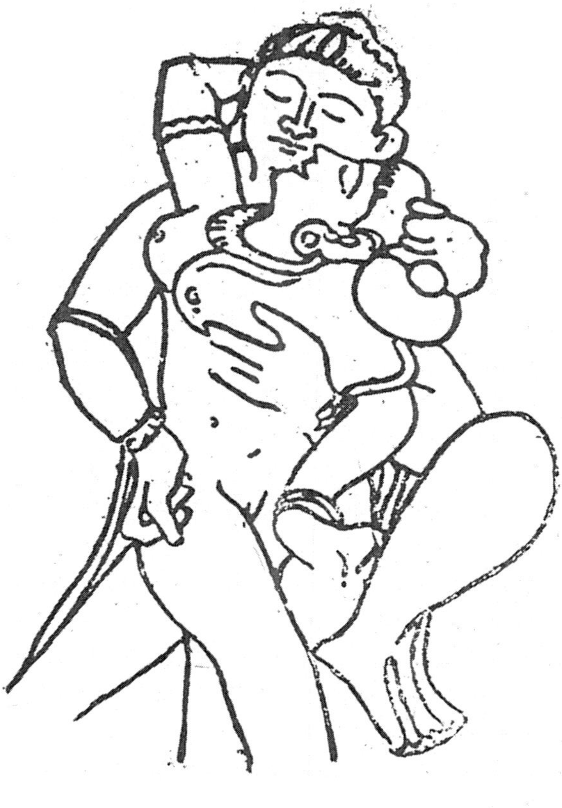

आलिंगन

२. वृक्षाधिरूढ़क (Virkshadhirudhaka)—जिस प्रकार वृक्ष पर चढ़ा जाता है उसी प्रकार नायिका भी अपना एक पांव नायक के पांव पर रखे तथा दूसरे पांव को उसकी जांघ पर इस तरह लपेटे जिससे उसकी योनि नायक के लिंग से सट जाए, साथ ही वह एक बांह नायक की पीठ पर लपेटे और दूसरी बांह उसकी गर्दन में डाल दे और मधुर सीत्कार करती हुई उसके मुंह को चूमने का प्रयास करे।

ये दोनों प्रगाढ़ आलिंगन खड़े हुए नायक के साथ किए जाते हैं तथा इनका प्रयोजन एक-दूसरे की काम-लालसा को उत्तेजित करना है।

३. तिलतण्डुलक (Tila-Tandulaka)—इसमें नायक तथा नायिका बिस्तर परे लेटकर एक दूसरे से ऐसे लिपट जाते हैं जैसे चावलों के आटे के बने पिंड पर तिल लिपटे रहते हैं। यह तभी सम्भव है जब कि नायक व नायिका मुंह से मुंह जोड़कर करवट के बल लेटते हैं। यदि नायक दायीं ओर लेटा हो तो वह अपनी बांई टांग नायिका की जांघों के बीच डालता है और उसकी बांई बांह नायिका की दांई कांख के नीचे रहती है। इससे दोनों के गुप्त अंग आपस में सटे रहते हैं। इसमें नायक तथा नायिका दोनों को परम आनन्द की प्राप्ति होती है।

४. क्षारजलक (Kshirajalka)—जब नायक तथा नायिका इतने कामातुर हों कि वे पानी तथा दूध की तरह एक-दूसरे में समा जाना चाहते हों। ऐसा तभी हो सकता है जब नायक की ओर नायिका मुंह करके बैठ जाए और अपनी टांगे उसके पार्श्वो से बाहर निकाल दे अथवा जब दोनों एक-दूसरे की ओर मुंह करके पलंग पर लेटे हों।

ये दोनों आलिंगन (तिलतण्डुलक तथा क्षीरजलक) तब किए जाते हैं जब दोनों पक्ष मैथुन करने की तैयारी में हों। क्योंकि इन आलिंगनों से पुरुष का लिंग खड़ा हो जाता है तथा स्त्री की योनि एक प्रकार के द्रव से चिकनी हो जाती है जिससे लिंग आसानी से योनि में प्रविष्ट हो सकता है।

इन चार प्रकार के आलिंगन भेदों का वर्णन आचार्य बाभ्रव्य ने किया है। इनसे भी अधिक सुखदायक भेदों का वर्णन सुवर्णनाभ ने किया है जिनका प्रयोग मैथुन क्रिया के समय होता है। सुवर्णनाभ के बताये गए मुख्य चार आलिंगन भेद इस प्रकार हैं-

१. उरुपगूहन (The embrace of the thighs)—इसमें नायक तथा नायिका पार्श्व में लेटकर मैथुन करते हैं। एक अपनी जांघों से दूसरे की एक जांघ या दोनों जांघों को संडासी की तरह जकड़ लेता है। जिसकी जांघें अधिक मोटी हों वह यदि इस प्रकार आलिंगन करे तो दोनों को भरपूर आनन्द मिलता है।

२. जघनोपगूहन (The embrace of the jaghana, i.e. the part of the body from the navel downwards to the thighs)—इस आलिंगन में नायक सीधा लेट जाता है और नायिका उसके ऊपर लेटकर अपनी जांघों और कमर से उसकी जांघ और कमर को दबाती है। अपनी योनि के ऊपर के स्थान में उसके लिंग के ऊपर के स्थान

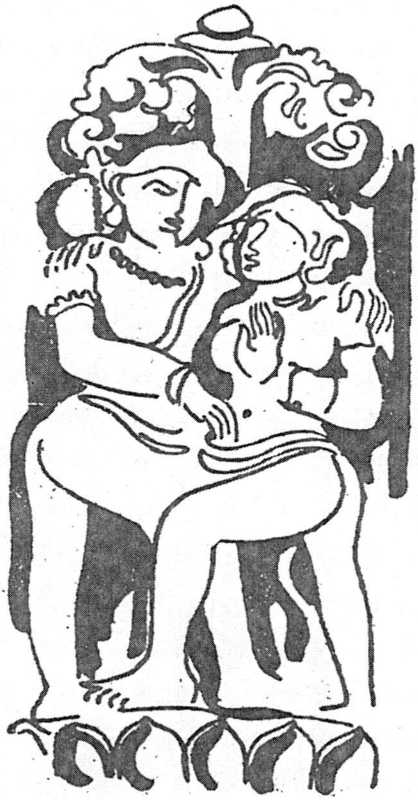

प्रेमी युगल का आलिंगन
(राजधानी मन्दिर भुवनेश्वर उड़ीसा के आधार पर)

को रगड़ती हैं फिर अपने बाल खोल देती है और चुम्बन, नोंच, खरोंच तथा दान्तों से काटना आदि क्रियाओं से नायक को उत्तेजित करती है।

३. स्तनालिंगन (The embrace of the breasts)—इस आलिंगन में नायिका अपने स्तनों से नायक की छाती को दबाकर आनन्द लेती है। इसमें नायक की स्त्री के मांसल स्तनों या चूचों के स्पर्श से एक अलौकिक आनन्द की प्राप्ति होती हैं। यह आलिंगन बैठकर, ऊपर लेटकर तथा करवट के बल लेटकर भी किया जा सकता।

४. ललाटिका (The embrace of the forehead)—इसमें नायिका की बगल में या उसके ऊपर लेटकर मुंह के सामने मुंह और आंखों के सामने आंखें करके मस्तक से मस्तक का बार-बार आलिंगन करती है।

कुछ आचार्यों का कहना है कि सहलाना, रगड़ना, भींचना आदि भी आलिंगन के ही प्रकार हैं क्योंकि इसमें स्पर्श सुख प्राप्त होता है। लेकिन वात्स्यायन इससे सहमत नहीं है। उनका कथन है कि सहलाना इत्यादि आलिंगन नहीं बल्कि संवाहन (मर्दन आदि) है क्योंकि इन क्रियाओं का प्रयोग आलिंगन के अतिरिक्त अन्य अवसरों पर भी किया जाता है। फिर संवाहन में दोनों पक्षों को सदा आनन्द नहीं मिल पाता है।

महर्षि वात्स्यायन का कथन है कि आलिंगन के विभिन्न भेदों के वर्णन से ही इतना आनन्द मिलता है कि नायक में काम वासना जागृत होने लगती है तब यदि वास्तव में आलिंगन किया जाए तो उसके आनन्द का कहना ही क्या। आलिंगन का प्रयोग काम लालसा को उत्तेजित करने के लिए किया जाता है। आलिंगन, चुम्बन के शास्त्र बताने की आवश्यकता उस समय होती है जब तक काम की इच्छा नहीं बढ़ती। कामेच्छा बढ़ने के बाद न तो शास्त्र और न शास्त्र में बताये गये क्रम को प्रयोग में लाया जाता है।

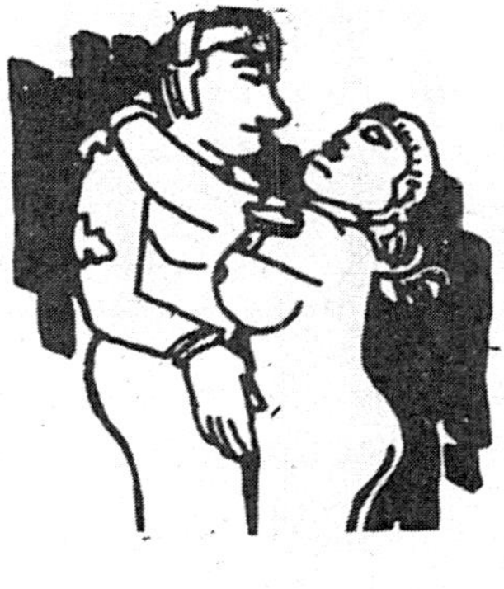

चुम्बन क्रिया तथा इसके भेद
(Kissing and its kinds)

चुम्बन-क्रिया की परिभाषा— चुम्बन-क्रिया अथवा चुम्बन शरीर व्यापार उस क्रिया विशेष को कहते हैं जिसमें किसी दूसरे पक्ष के किसी उचित स्थान (अंग) को कोंपल की भांति बनाए हुए अर्धचन्द्राकार होठों से स्पर्श किया जाय अथवा चूमा जाय।

चुम्बन-भेद स्थान-भेद से होते हैं। चुम्बन में होठों की प्रधानता रहती है। ओठों का चुम्बन ही प्रधान चुम्बन समझा जाता है।

आचार्य वात्स्यायन के अनुसार चुम्बन सामान्यत: इन आठ विशेष स्थानों पर किए जाते हैं:—ललाट (माथा), अलक (सिर के बाल), कपोल (गाल), नयन (आंखें), वक्ष (छाती), स्तन, ओष्ठ (ओंठ) और अन्तर्मुख (मुख के भीतर का भाग)।

दक्षिण गुजरात में भग, कांख और जांघ प्रदेश चूमने की प्रथा भी है। इसके अतिरिक्त विभिन्न देशों में विभिन्न अंगों-स्थानों पर चुम्बन करने की परम्पराएं हैं। व्यवहार और प्रथा के कारण ये चुम्बन नायिका के लिए काम-सूचक बन गये है।

ऐसी नायिकाओं के लिए, जो अभी सुरत (सम्भोग) का आनन्द नहीं जानतीं और जिन्हें अपने प्रेमियों के प्रति पूरा विश्ंवास नहीं जम सका, तीन प्रकार के चुम्बन होते है, जो निम्न हैं:—

(१) निमित्तक (The normal kiss)

(२) स्फूरितक और (The throbbing kiss) and

(३) घट्टितक (The touching kiss)

(१) निमित्तक चुम्बन— इसमें प्रेमिका नायक के फुसलाने पर चुम्बन के लिए मान तो जाती है और लज्जा से सिमटी हुई अपने होंठों को प्रेमी के होंठों से मिलाती भी है किन्तु न तो उन्हें दबाती है और न ही चूसने की चेष्टा करती है।

(२) स्फूतिक चुम्बन— इसमें नायक अपने होंठों से नायिका का निचला होंठ दबा देता है और नायिका इच्छा होते हुए भी लज्जावश पुरुष के होंठों का कसकर चुम्बन न लेकर केवल होंठों को कंपाती है। जब पुरुष अपने होंठ हटाना चाहता है या ढीले करना चाहता है तब नायिका अपने होंठों से उस नायक के होंठों को जकड़ लेती है। ऐसे अवसर पर स्त्री के होंठों में एक विशेष प्रकार का स्फुरण या कम्पन होता है, इसीलिए

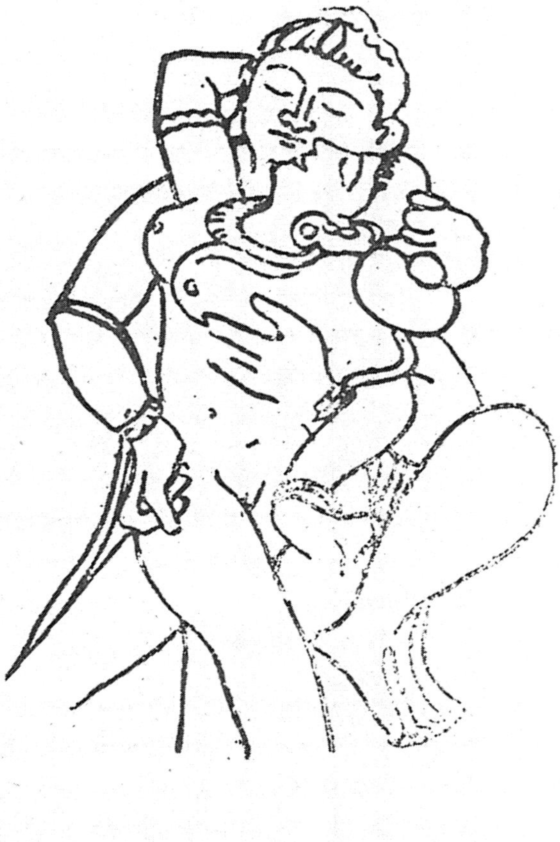

चुम्बन
खुजराहों की मूर्ति के आधार पर

यह स्फुरितक चुम्बन कहलाता है।

(३) घट्टितक चुम्बन— इसमें नायिका कुछ और आगे बढ़ जाती है और नायक के होंठ को अपने होंठों में दबा लेती है। तब वह लज्जावश अपने हाथों से नायक की आंखें बन्दकर देती है तथा अपनी आंखें भी मूंद लेती है और नायक के होंठ अपने जीभ से सहलाती हैं। इसमें उसे पर्याप्त आनन्दानुभूति होती है ।

इनके अतिरिक्त पांच प्रकार के अन्य चुम्बन हैं जिनमें नायक पहल करता है। वे इस प्रकार हैं :—

(१)सम (The straight kiss)

(२) तिर्यक् (The bent kiss)

(३) उद्भ्रान्त (The turner kiss)

(४) अवपीड़ित (The pressed kiss)

(५) आकृष्ट

(१) सम चुम्बन— जब नायक और नायिका आमने सामने हों और नायक अपने होंठों में नायिका का निचला होंठ लेकर चुम्बन करे।

(२) तिर्यक चुम्बन— जब नायक मुख को एक ओर तिरछा करके नायिका के पूरे होंठ को अपने मुंह में पकड़कर चुम्बन करे।

(३) उदभ्रान्त चुम्बन— जब नायक एक हाथ से नायिका के सि़र और दूसरे हाथ से ठोड़ी पकड़कर, उसके मुंह को अपनी ओर खींचकर चुम्बन करे।

(४) अवपीड़ित चुम्बन— जब नायक नायिका के अधर को जोर से दबाता है तो उसे अवपीड़ित चुम्बन कहते हैं। यदि चुम्बन के समय जिह्वा से भी काम लिया जाये तो उस चुम्बन को अधर-चूषण या अधरपान कहते हैं।

(५)आकृष्ट चुम्बन— जब नायक अपने अंगूठे और उंगलियों के बीच में नायिका के निचले होंठे को दबा कर उसे गेंद की आकर का बना लेता है और फिर जीभ से स्पर्श करता हुआ चूसता है तो उसे आकृष्ट चुम्बन कहते हैं।

चुम्बन में बाजी लगाना— नायक और नायिका चुम्बन क्रिया में बाजी भी लगातें हैं। नायक तथा नायिका यह शर्त रखते हैं कि जो दूसरे के होंठ को पहले चूम लेगा, उसी की विजय मानी जाएगी। यदि हार जाये तो दोनों पक्षों में से एक पक्ष हाथ पैर पटक कर सिसकियां लेना आरम्भ कर देता है। नायक को धक्का दे, उसे दांत से काटे अपना मुंह फेर ले तथा नायक उसे अपनी ओर मोड़े तो नायिका नखरे दिखाये तथा फिर बाजी लगाये। यदि एक बार फिर हार जाये तो और अधिक नखरे करे। यह सब लड़ाई-झगड़ा वास्तविक नहीं होता, नकली होता है। यदि नायिका बार-बार हारती रहे तो कुछ क्षण चुप रहने के पश्चात नायक को चौकन्ना न देख यकायक उसे चूम ले तथा जोर-शोर से अपनी जीत का ऐलान करे। आंखों को नचाती हुई नायक को ताने मारे इत्यादि।

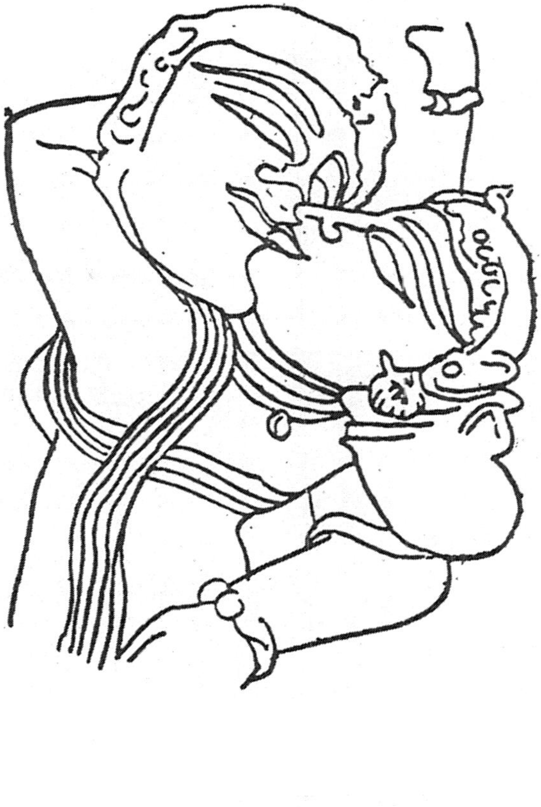

आलिंगन चुम्बन

चुम्बन की बाजी में यदि नायिका नायक के निचले हांठ को चूस रही हो और नायक उसके ऊपरी होंठ को चूस रहा हो, तो उसे 'उत्तर चुम्बित' कहते हैं। इसके अतिरिक्त यदि वे एक-दूसरे को जीभ का चुम्बन कर रहे हों तो उसे 'जिह्वा-युद्ध' कहा जाता है। इसी प्रकार 'मुख-युद्ध' तथा 'दन्त-युद्ध' भी किया जा सकता है। मुख चुम्बन के अतिरिक्त शरीर के अन्य भागों पर भी चुम्बन किया जाता हैं इन्हें मुख्यतः चार भागों में बांटा जा सकता है—

१. सम चुम्बन (Moderate kiss)

२. पीड़ित चुम्बन (Pressed kiss)

३. अंचित चुम्बन (Contracted kiss)

४. मृदु चुम्बन (Soft kiss)

१. सम चुम्बन— कांख, छाती, कूल्हे तथा नाभि, पर किये जाने वाले चुम्बन को 'सम-चुम्बन' कहते हैं। इसमें न तो पीड़ा ही होती है तथा न ही ये अधिक कोमल होते हैं।

२. पीड़ित चुम्बन—स्तनों, गालों, नाभि, तथा योनि में किए जाने वाले चुम्बन 'पीड़ित-चुम्बन' कहलाते हैं।

३. अंचित चुम्बन— स्तनों से लेकर नीचे कमर तक के चुम्बन को 'अंचित-चुम्बन' कहते हैं।

४. मृदु चुम्बन— माथे तथा पलकों पर जो चुम्बन किया जाता है उसे 'मृदु-चुम्बन' कहते हैं, क्योंकि इससे चुम्बन में एक प्रकार की मृदुलता होती है।

इन चुम्बनों के अतिरिक्त विभिन्न परिस्थितियों तथा अवस्थाओं में किए जाने वालो चुम्बनों के भी अलग-अलग नाम दिए गए हैं जो इस प्रकार हैं :—

उद्दीपक—जब सोये हुए नायक को प्रेम भरी आंखों से निखरती हुई नायिका चूम लेती है तो उसे 'उद्दीपक' चुम्बन कहते हैं क्योंकि इससे दोनों में कामेच्छा उद्दीप्त हो जाती है।

चलितक—जब नायक किसी कार्य में व्यस्त हो, अथवा नाराज हो गया हो, अथवा संभोग से उदास होकर दूसरे किसी ध्यान में हो, अथवा सम्भोग के समय सोने लगे तो ऐसी अवस्थाओं में उसका ध्यान अपनी ओर आकृष्ट करने के लिए नायिका उसे चुम्बन लेती है जो 'चलितक' चुम्बन कहते हैं।

प्रातिबोधिक—जब नायक रात को देर से आता है और सोने का बहाना करके लेटी हुई नायिका के मुंह को प्यार से चूम लेता है तो उसे 'प्रातिबोधिक' चुम्बन कहते हैं। इससे नायक के अभिप्राय का भी पता लग जाता है कि वह सम्भोग का इच्छुक है और नायिका भी जाग जाती है।

छाया चुम्बन अथवा संक्रान्त चुम्बन— आइने (शीशे) में, दीवार पर अथवा पानी

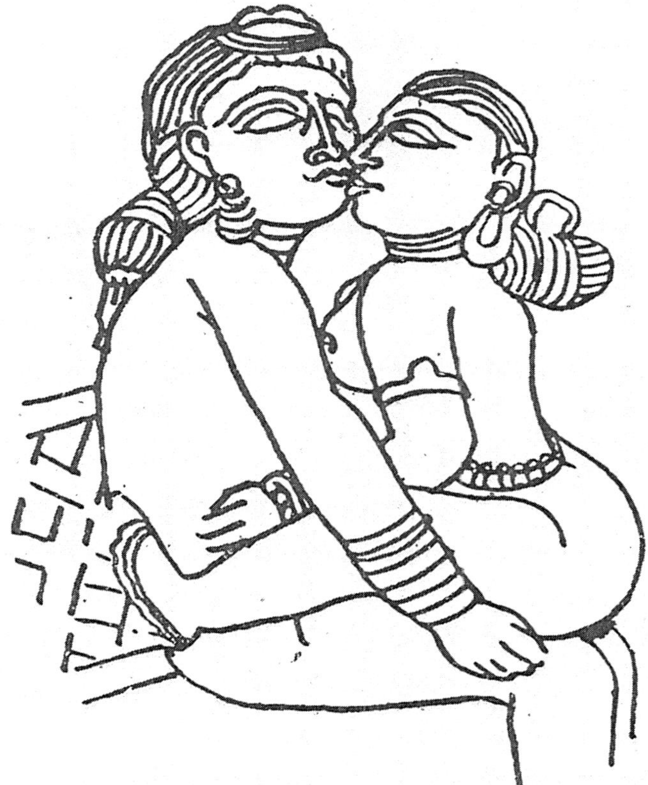

चुम्बन
खुजराहों की मूर्ति के आधार पर

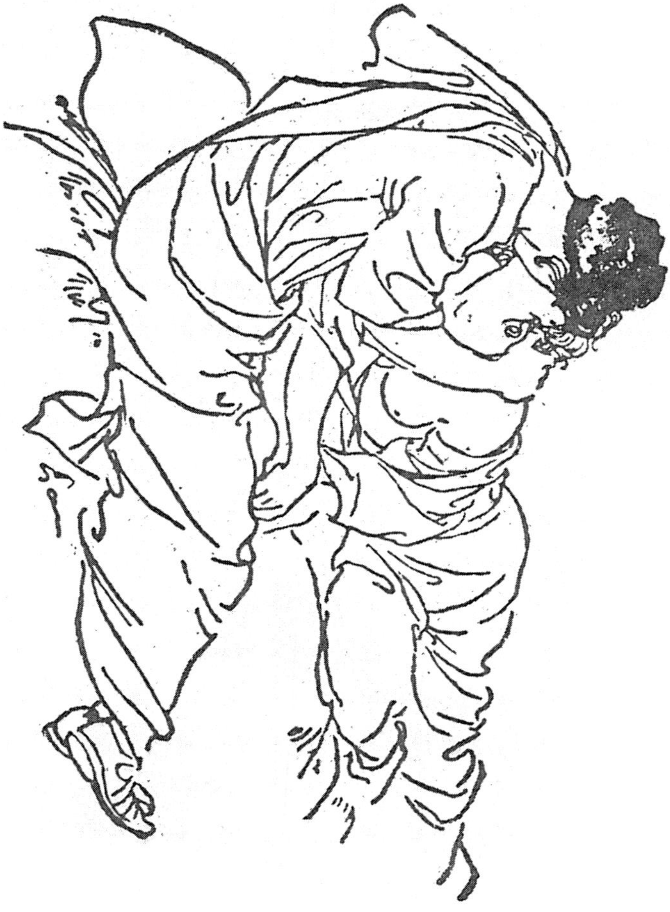

स्त्री पुरुष का चुम्बन

में पड़ रही परछाई अथवा छाया का जो चुम्बन किया जाता है, अथवा बालक, चित्र या मूर्ति का चुम्बन किया जाता है तो वह 'छाया चुम्बन' या 'संक्रान्त चुम्बन' कहलाता है। यह तब किया जाता है जब नायक व नायिका में प्रेमभाव तो हो, लेकिन संभोग न हुआ हो। इस चुम्बन में प्रेमी की मनोभावना का संकेत मिलता है कि वह उसके साथ मैथुन के लिए आतुर है।

आचार्य वात्स्यायन का कहना है कि कामेच्छा बढ़ाने के लिए नायक तथा नायिका में से एक जो क्रिया करे वही क्रिया दूसरा भी करे। इससे प्रेम और आसक्ति बढ़ती है।

जब नायिका नायक के पांवों अथवा जांघों को सहलाते या दबाते समय नींद के बहाने से अपना सिर उसकी जांघों पर रख दे और उसकी जांघ या पांव को उसकी काम-वासना को उत्तेजित करने के लिए चूम ले तो उसे 'प्रश्नार्थक' निर्देशक चुम्बन कहते हैं। इस प्रकार के चुम्बन से नायिका अपनी मनोभावना को व्यक्त कर देती है लेकिन उसे पुरुष की इच्छा का आभास नहीं होता। अपनी इच्छा को व्यक्त करने के लिए नायक को भी प्रत्युत्तर में उसी प्रकार चुम्बन करना चाहिये । ऐसा करने से अर्थात् आलिंगन चुम्बनों आदि से ही सम्भोग-कर्म सफल और सुखमय हो सकता है।

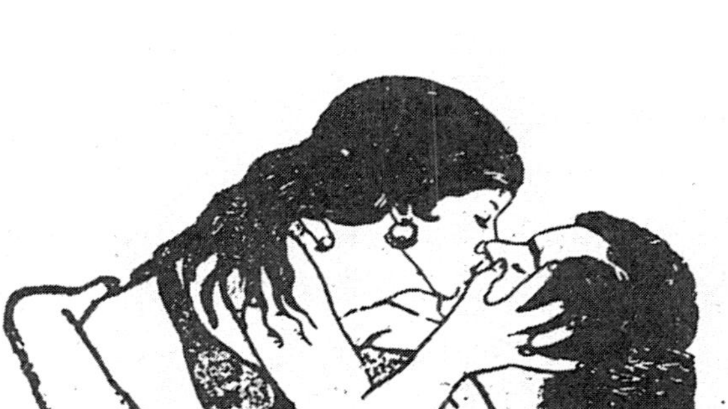

नखक्षत अथवा नखविलेखन

(Pressing, or Marking-or Scratching with the nails)

आलिंगन तथा चुम्बन आदि से नायक तथा नायिका के भीतर काम-वासना उत्तेजित हो जाती है। इसी उत्तेजना को और अधिक उद्दीप्त करने के लिए नखविलेखन क्रिया अथवा नोंच-खरोंच क्रिया की जाती है काम वासना के जागरूक होने की दशा में शरीर पर नाखूनों से नोचने-खरोचने को ही नखक्षत या नखविलेखन कहते है। इस नखक्षत क्रिया का प्रयोग पांच अवसरों पर किया जाता है जो इस प्रकार हैं:—

१. प्रथम सम्भोग के समय, क्योंकि उस समय पहला अवसर होने के कारण प्रबल कामेच्छा होती है।

२. परदेश को जाने से पहले सम्भोग करने पर, ताकि इस समागम का अधिक समय तक स्मरण रहे।

३. परदेश से लौटने पर प्रथम सम्भोग के समय, क्योंकि काफी समय तक या दिनों तक बिछुड़े रहने के पश्चात् मिलने पर कामेच्छा प्रबल हो उठती है।

४. रूठी हुई प्रेमिका अथवा नायिका के मान ज़ाने पर।

५. शराब के नशे में मस्त नायिका से सम्भोग करते समय।

यह सब मुख्यतः चण्डवेग वाले नायक-नायिका ही कर सकते हैं। दन्त-छेदन भी उन अवस्थाओं में ही किया जाता है। मन्द या मध्य काम वेग वाले नायक-नायिका को हर अवसर पर इनका प्रयोग नहीं करना चाहिए।

नखक्षत अथवा नखविलेखन चिन्ह मुख्य रूप से आठ प्रकार के होते हैं—

१. आच्छुरितक (Sounding)

२. अर्धचन्द्रक (Half-moon)

३. मण्डलक या चक्रक (A circle)

४. रेखा (A line)

५. व्याघ्रनखक (A tiger's nail or claw)

६. मयूरपदक (A peacock's foot)

७. शशाप्तुतक (The Jumps of a hare)

८. उत्पलपत्रक (The leaf of a blue lotus)

१. आच्छुरितक (**Sounding**)—यह प्रयोग उस समय किया जाता है जब नायिका नायक के अंगों की मालिश कर रही हो या सिर सहला रही हो। इसमें नायक नायिका की ठोड़ी, नीचे के होंठ या स्तन पर अपने मध्य आकार के नाखूनों वाली उंगलियों को फैलाकर दबाता है। इससे शरीर में रोमांच हो आता है। परन्तु शरीर पर नाखूनों की खरोंच नहीं लगती। जब नाखून होठों के बीच में या स्तन की चूची पर मिलते हैं तो एक दूसरे से टकराने पर 'चिट-चिट' शब्द होता हैं इस प्रकार की चुटकी काटने की विधि को 'आच्छुरितक' कहते हैं। इसका प्रयोग नायिका को भरपूर उत्तेजित करने के लिए किया जाता है।

२. अर्धचन्द्रक (**Half-moon**)—जब नाखून गले और स्तनों पर अर्धचन्द्र के आकार में दबाये या चुभोये जाते हैं तो नाखून के उस निशान को 'अर्धचन्द्रक' कहते हैं।

३. मण्डलक (**A circle**)—यदि दो अर्धचन्द्रक आमने-सामने बन जाते हैं तो वे गोल दिखाई देने लगते हैं। इस प्रकार के मण्डलक योनि के ऊपर के स्थान, कमर, नितम्बों तथा जांघों की कड़ी पर भी बनाए जा सकते हैं।

४. रेखा (**A line**)—इस निशान के लिए कोई स्थान विशेष नहीं होता अतः इस शरीर के किसी भी स्थान पर बनाया जा सकता है। इसका प्रयोग गले, कमर के निचले भाग, पेडू तथा बगल आदि किसी भी स्थान पर नाखून से लम्बी रेखा बना कर किया जाता है।

५. व्याघ्रनखक (**A tiger's nail or claw**)—स्तन की चूची को केन्द्र मानकर यदि टेढ़ी लकीरें ऊपर की तरफ बनाई जाएं तो इस तरह का चिन्ह 'व्याघ्रनखक' (बाघ का पंजा) कहलाता है।

६. मयूरपदक (**A peacock's foot**)—पांचों उँगलियों से सीधे स्तन को पकड़कर उंगलियों को स्तनाग्र की ओर खींचने से पांचों नाखूनों के जो निशान पड़ते है, वे मोर के पैर के समान होने के कारण 'मयूरपदक' कहलाते हैं।

७. शशप्लुतक (**The Jump of a hare**)—सम्भोग क्रिया में घमंड करने वाली नायिका के स्तन चूचकों के चारों तरफ पांचों नाखूनों को आपस में मिलाकर दबाने से जो चिन्ह बनता है उसे 'शशप्लुतक' कहते हैं।

८. उत्पलपत्रक (**The leaf of a blue lotus**)—स्तन तथा कमर कमल के पत्ते की तरह नाखून के चिन्ह बनाने को 'उत्पलपत्रक' कहते हैं।

वास्तव में नखक्षत के भेदों की कोई गणना नहीं की जा सकती, क्योंकि पुरुष के कौशल तथा अभ्यास की कोई सीमा नहीं है। जब पुरुष कामोत्तेजित होता है तब उसे भेदा-भेद का कोई ज्ञान नहीं रहता, फिर भी नखक्षत के लिए छः मुख्य स्थान बताए जाते हैं—बगल, गला, स्तन, कमर, जांघ तथा नितम्ब।

आकस्मिक नखचिन्ह आकार तथा गहराई के आधार पर तीन प्रकार के होते है—

१. मृदु या लघु (Small)

२. पीड़ित या मध्याकार (Middling)

३. उत्पीड़ित या वृहदाकर (Large)

आचार्य स्वर्णनाभ का कहना है कि प्रचण्ड कामवेग की अवस्था में स्थान विशेष का ध्यान नहीं रहता और नखक्षत व्यापार कहीं और किसी स्थान पर भी हो सकता है। इस व्यापार से निर्मित अंकों का आकार तथा गहराई निश्चित नहीं होती। इन चिन्हों का उद्देश्य नायक की स्मरण शक्ति को ताजगी देना है। नाखूनों के इन अंकों को निरख कर प्रायः नायक तथा नायिका में सुखकर स्मृति उभर आती है और साथ ही मैथुन की आकांक्षा पुनः जागृत हो जाती है।

प्रचण्डवेग वाले नायक व नायिका के बाएं हाथ के नाखून प्रायः लम्बे तथा बीच-बीच में दान्त के आकार के होते हैं। मध्य वेग और मन्द-वेग वाले नायक-नायिकाओं के नाखूनों का आकार भिन्न प्रकार का होता है। मध्यवेग वालों के नाखूनों में केवल एक ही दांत होता है जो बहुत तीक्ष्ण नहीं होता। मन्द वेग वालों के नाखून गोल होते हैं तथा उनके किनारे धारहीन होते हैं।

अच्छे नाखूनों के मुख्य गुण इस प्रकार है:—

१. नाखून काली-नीली रेखाओं से रहित होने चाहिए। २. समतल ३. चमकीले ४. साफ ५. न बहुत छोटे तथा न बहुत चौड़े ६. तेजी से बढ़ने वाले ७. मुलायम तथा ८. देखने में सुन्दर होने चाहिए।

दक्षिण देश वासियों के नाखून छोटे होते हैं, ये नखक्षत में सिद्ध-हस्त होते हैं। लोग प्रचण्ड वेग वाले होते हैं।

उत्तर-पश्चिमी बंगाल तथा पूर्वी बिहार प्रदेश के निवासियों के लम्बे तथा सुन्दर नाखून होते है जिन्हें वहां की स्त्रियां अधिक पसन्द करती हैं।

महाराष्ट्र के लोगों के नाखून मध्यम आकार के होते हैं। ये चण्डवेग तथा मध्यवेग दोनों प्रकार के होते हैं। मध्यम आकार के नाखूनों से वे आवश्यकतानुसार उत्पीड़ित तथा मृदु दोनों प्रकार के नखविलेखन कर सकते हैं।

आचार्य वात्स्यायन का कथन है कि पराई स्त्री पर नखक्षत न किए जाएं (अन्यथा उसके पति को पता चल सकता है) बहुत हो तो उसके गुप्त स्थलों पर ही नखक्षत किए जा सकते हैं। गुप्त स्थलों पर नखक्षत देखकर स्त्री की देर से खोई हुई प्रेम की ज्योति भी नई हो जाती है।

अपरिचित पुरुष भी देर से नख-चिन्ह से भरे स्तन देखकर कामोत्तेजित हो जाता है। इसी प्रकार पुरुष के अंगों पर भी नखचिन्ह देख स्त्रियों का मन चलायमान हो उठता है।

वात्स्यायन का यह भी कहना है कि नखविलेखन की विधियां अनगिनत हैं और कोई भी इन सबका वर्णन नहीं कर सकता, पर इतना अवश्य है कि जो पुरुष उक्त आठ प्रकार की विधियों को भली भांति समझता है, वह इन्हीं विधियों के आधार पर कई और भी नई-नई विधियों की कल्पना स्वयं कर सकता है क्योंकि सम्भोग व्यापार में नई-नई विधियों के प्रयोग से प्रेम तथा कामवासना बढ़ती है, नवीनता से सरसता आती है।

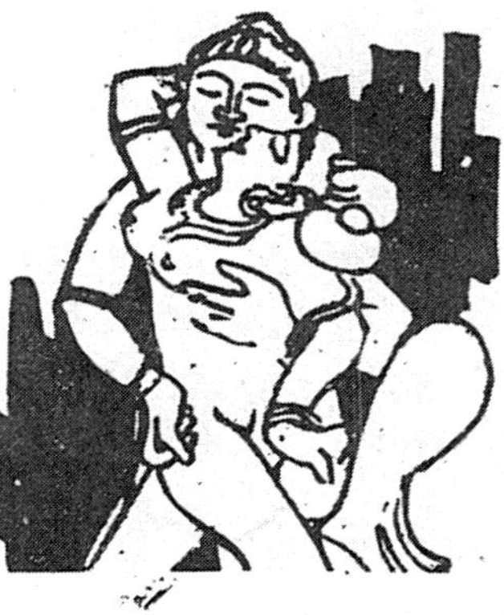

दन्तक्षत तथा उसके प्रकार

(Biting and the means to be employed)

कामसूत्र के अन्तर्गत सम्भोग क्रिया को सुखमय बनाने के लिए नखक्षत के पश्चात् काम की उत्तेजित अवस्था में दन्तक्षत अथवा दांतों से काटने आदि की क्रिया भी की जाती है। आंखें, ऊपर का होंठ तथा जीभ को छोड़कर शरीर के शेष सभी भागों या अंगों पर (जहां पर चुम्बन किया जा सकता है) दन्तक्षत अथवा दन्तकर्म किया जा सकता है। इस प्रकार निचला होंठ, माथा, गला, गाल, स्तन और वक्षस्थल (पुरुषों की छाती) दन्तक्षत के लिए उपयुक्त स्थान हैं।

दन्तक्षत के लिए अच्छे दांतों के लक्षण इस प्रकार हैं:—

१. दांत साफ तथा चमकीले होने चाहिए।

२. दांत समतल होने चाहिए।

३. पान आदि खाने से सुन्दर रंग के होने चाहिए।

४. बड़े-छोटे न होकर सुन्दर होने चाहिए।

५. एक दूसरे से सटे हुए होने चाहिए।

६. दांत नुकीले होने चाहिए।

आकार-भेद से दन्तकर्म या दन्तक्षत आठ प्रकार के होते हैं:—

१. गुढ़क (The hidden bite)

२. उच्छूनक (The swollen bite)

३. बिन्दु (The point)

४. बिन्दुमाला (The line of points)

५. प्रवालमणि (The coral and the jewel)

६. प्रवालमणिमाला (The line of jewels)

७. खण्डाभ्रक (The broken cloud)

८. वराहचवितक (The biting of the boar)

१. गूढ़क— जब आगे वाले दांतों में से किसी एक दांत से कुछ दबाव के साथ दन्तक्षत धीरे से किया जाता है जिससे केवल धुंधली सी लाली उत्पन्न होती है तो उसे 'गूढ़क' गुप्त दन्तकर्म, (The hidden bite)दन्तक्षत कहते हैं। यह काम वासना के

जागरूक होने का सूचक है।

२. **उच्छूनक**— यदि यही दन्तकर्म इतने जोर से किया जाए कि नायिका का होंठ सूज जाए तब उसे 'उच्छूनक' कहते हैं।

३. **विन्दु**—अधर को नीचे के एक दांत और ऊपर के होंठ से इस प्रकार दबाना, जिससे अधर पर बिन्दु का चिन्ह बन जाए।

४. **बिन्दुमाला**— यदि नीचे के सभी दांतों से अधर पर एक रेखा में बिन्दु बनाए जाएं, तो उसे 'बन्दुमाला' कहते हैं।

५. **प्रवालमणि**— यदि नायिका के गाल अथवा अन्य अंग पर नीचे के होंठ और ऊपर अगले दांत से निशान बनाया जाए, तो उसे 'प्रवालमणि' कहते हैं।

६. **प्रवालमणिमाला**— जब एक ही स्थान पर अनेक प्रवालमणि बन जाएं तब उसे 'प्रवालमणिमाला' कहते हैं। इसमें किसी प्रकार का घाव नहीं बनता, केवल दांतों और होंठ के निशान पड़ जाते हैं और वह स्थान लाल हो जाता है।

७. **खण्डाभ्रक**—जब स्त्री के स्तनों को नीचे-ऊपर के आमने सामने के दांतों से दबाया जाता है तो छिन्न तथा असमान (विषम) चौड़ाई के गोल आकर के चिन्ह बन जाते हैं, इन्हीं निशानों अथवा चिन्हों को 'खण्डाभ्रक' (बादल के टुकड़े या The broken cloud) कहते हैं।

८. **वराहचर्वितक**— जब स्तन या कन्धे की त्वचा का थोड़ा सा भाग दांतों से दबाया जाए, फिर उस स्थान को छोड़कर पास ही दूसरे स्थान को तथा फिर तीसरे स्थान को ऐसे ही ५-६ स्थानों पर पास-पास चिन्हं बनाएं जाएं तो एक पंक्ति में लाल चिन्ह बन जाते हैं, इसी की 'वराहचर्वितक' दन्तक्षत कहते हैं।

विभिन्न प्रदेशों में प्रचलित काम-लीला—

इस विषय में आचार्य वात्स्यायन का कहना है कि कभी-कभी इन विशेष रीतियों का भी प्रयोग करना चाहिए, क्योंकि इनसे काम-लीला से अधिक आनन्द मिलता है। नायक तथा नायिका की काम-इच्छा को उत्तेजित करने के लिए स्थानीय-परम्परा के अनुसार ही उन विधियों को प्रयोग में लाना चाहिए जो दोनों के अनुकूल हों।

मध्य-देश यानि गंगा-यमुना के मध्य का प्रदेश—यहां की स्त्रियां आर्यों के शुद्ध पवित्र आचरण वाली होती हैं। ये स्त्रियां आलिंगन तो पसन्द करती हैं किन्तु दूसरी, चुम्बन, नखक्षत तथा दन्तक्षत आदि क्रियाओं से घृणा करती हैं।

पंजाब व सिन्ध प्रान्त की स्त्रियां प्रचण्ड वेग वाली होती हैं तथा मुख मैथुन तथा गुदा-मैथुन को अधिक पसन्द करती हैं। आलिंगन-चुम्बन आदि सभी क्रियाएं भी इन्हें पसन्द हैं।

बाह्लीक और अवन्ती की अर्थात् उत्तरापथ व उज्जैन की स्त्रियां चुम्बन से घृणा

करती हैं परन्तु विलक्षण आसनों में सम्भोग करने की बहुत इच्छुक होती हैं उत्तरी कोंकण और लाट देश (गुजरात) की स्त्रियां अधिक विलासिनी (चण्डवेग) होती हैं। वे प्रहार आदि को सह लेती हैं और धीरे-धीरे सी-सी का शब्द भी करती रहती हैं।

पूर्वी मालवा और आभीर (कुरुक्षेत्र का निकटवर्ती भाग) देश की स्त्रियां आलिंगन, चुम्बन और दन्तकर्म आदि क्रियाओं को अधिक पसन्द करती हैं परन्तु ये क्रियाएं बहुत कोमलता से की जाएं। वे कठोरता को नहीं सह सकतीं।

आन्ध्र प्रदेश की स्त्रियां स्वभाव से ही कोमल प्रकृति की होती हैं अतः ये नखक्षत, दन्तकर्म और प्रहणन आदि क्रियाओं को नहीं सहन कर पाती हैं। ये अनेक बार सम्भोग करने की इच्छुक होती हैं और सम्भोग में इनकी रुचि बहुत घटिया दर्जे की होती है।

स्त्री राज्य अर्थात् आसाम प्रान्त की स्त्रियां तथा अवध की स्त्रियां भी चण्डवेग वाली होती है। ये अधिक वेग से मैथुन करने से ही सन्तुष्ट होती हैं। उन्हें योनि पर प्रहार भी पसन्द होता है। वे अपनी तीव्र काम वासना को शान्त करने के लिए बनावटी लिंग का भी प्रयोग करती हैं।

पटना की नारियां सभी कर्मों को एकान्त में करना पसन्द करती हैं, खुलकर नहीं।

महाराष्ट्र की स्त्रियां ६४ कलाओं में विशेष रुचि रखती हैं। मैथुनकाल में वे गन्दी व भद्दी बातें कहना और सुनना पसन्द करती हैं और विपरीत रति के लिए निर्भयता पूर्वक पुरुष के ऊपर चढ़ जाती हैं।

द्रविण (कर्नाटक के दक्षिण में) की स्त्रियां शीघ्र ही उत्तेजित हो जाती हैं और लिंग-प्रवेश से पहले आलिंगन, चुम्बन आदि से ही स्खलित हो जाती हैं। कोंकण के पूर्वी बनवास देश की नारियां मध्यवेग वाली होती हैं और मृदुलतापूर्वक किये गए आलिंगन, चुम्बन आदि को सह लेती हैं। उनमें अपने अंगों के दोषों को छिपाने और पुरुष के दोषों की हंसी उड़ाने की आदत होती है। वे अश्लील, गंवार तथा गन्दे पुरुषों से घृणा करती हैं।

उत्तरी बंगाल (गौड़) देश) की नारियां मधुर भाषिणी तथा कोमल अंगों वाली होती हैं, अनुराग से भरी होती हैं। मध्यवेग वाली ये स्त्रियां भी बनवास की नारियों की भांति अश्लील पुरुषों से सम्भोग करना पसन्द नहीं करती हैं।

आचार्य सुवर्णनाभ का इस विषय में मतभेद है। वे कहते हैं कि देश की प्रचलित प्रथा से अधिक महत्व स्त्री की प्रकृति और स्वभाव को देना चाहिए जैसे, अधिकांश नारियां मुख मैथुन और गुदा मैथुन से घृणा करती हैं अतः चाहे किसी देश में इनका रिवाज हो परन्तु उस देश की स्त्री न चाहे तो उसके साथ ये काम कर्म नहीं करने चाहिये। यदि जबरदस्ती कर दिया जाए तो इसका बुरा प्रभाव पड़ता है और मैथुन क्रिया नीरस हो जाती है और आपस में घृणा उत्पन्न हो जाती है।

वात्स्यायन कहते हैं कि काम की लीलाओं में सम्भोग के आसनों में और सम्भोग

के समय की जाने वाली क्रियाओं का प्रचार एक से दूसरे प्रान्त में कुछ समय के पश्चात् अपने आप हो जाता हैं। अतः दूसरे स्थानों की सम्भोग रीतियों की जानकारी रखना भी आवश्यक है।

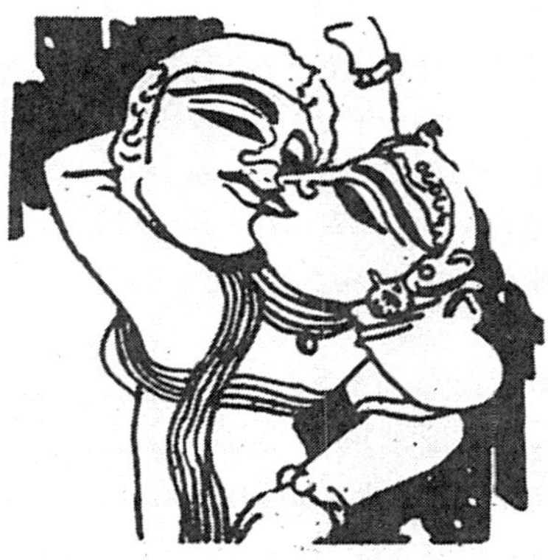

संवेशन अथवा मैथुन के विभिन्न आसन

(The various ways of lying down and the different kinds of Conqress)

सम्भोग-क्रिया को मनोरंजक तथा सफल बनाने के लिए विभिन्न आसनों का प्रयोग करना चाहिए। वात्स्यायन का कथन है कि देश-काल के अनुसार आलिंगन-चुम्बन आदि उपचारों द्वारा काम वासना के उत्तेजित हो जाने पर पुरुष तथा स्त्री को सम्भोग करना चाहिए।

यदि मृगी नायिका अश्व-नायक अथवा वृष-नायक के साथ सम्भोग करे तो उसे चाहिए कि वह लेटकर अपनी जांघें खूब चौड़ी कर लें। इससे योनि द्वार खुल जायेगा, तथा ऐसा करने से 'उच्चरत' तथा 'उच्चतररत' सम्भोग आसानी से हो सकता है। यदि हस्तिनी नायिका को वृष-नायक या शश-नायक के साथ सम्भोग करना हो तो उसे (नायिका को) लेटकर अपनी जांघों को एक-दूसरी से चिपका कर योनि मुख को अधिक से अधिक भींचने की चेष्टा करनी चाहिए। जब नायक तथा नायिका के गुप्त अंगों का आकार-प्रकार अनुकूल हो़ तो वह (नायिका) न तो जांघों को अधिक चौड़ा करे और न ही़ एक दूसरी से चिपका कर लेटे। इसे 'समरत' कहते हैं। बड़वा नायिका को भी इसी प्रकार करना चाहिए।

सामान्यतः जब नायिका सम्भोग के लिए पलंग पर लेटती है तो अपनी जांघों को फैलाकर शरीर को ढीला छोड़ देती है और नायक उसकी दोनों जांघों के बीच होकर सम्भोग करता है। वात्स्यायन का कहना है कि उस समय नायिका अपनी दोनों जांघों के बीच नायक को भींच ले और अपनी योनि को बिल्कुल ढीला छोड़ दे।

नीचरत में बड़वा नायिका तथा हस्तिनी नायिका अपनी कामेच्छा को पूरा करने के लिए बनावटी लिंगों का भी प्रयोग करती हैं।

आचार्य बाभ्रव्य ने उच्चरत में मृगी नायिका के लिए तीन आसन बताए हैः—

१. उत्फुल्लक (The widely opened position)

२. विजृम्भितक (The yawning position)

३. इन्द्राणिक (The position of the wife of indra)

१. उत्फुल्लक— नितम्बों के ऊपरी भाग को नीचा तथा निचले भाग को ऊंचा करने

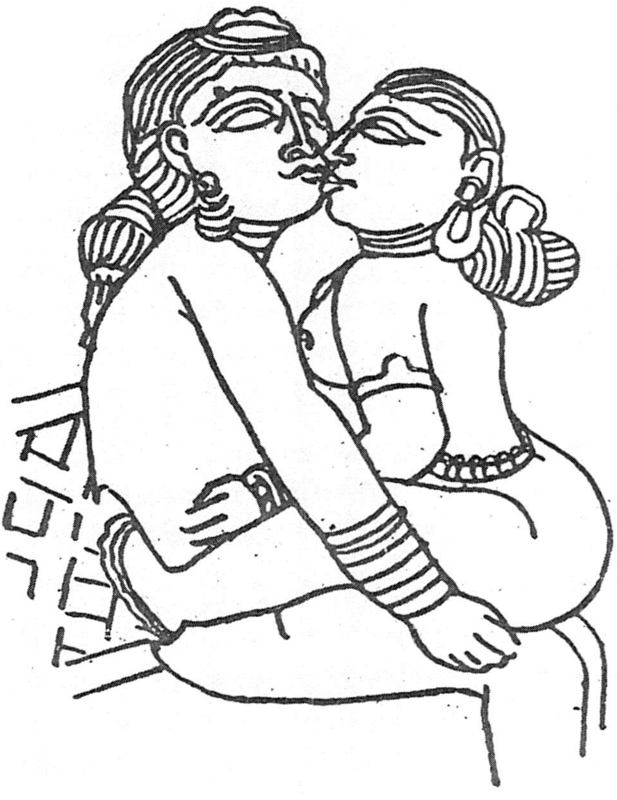

सम्मिलन

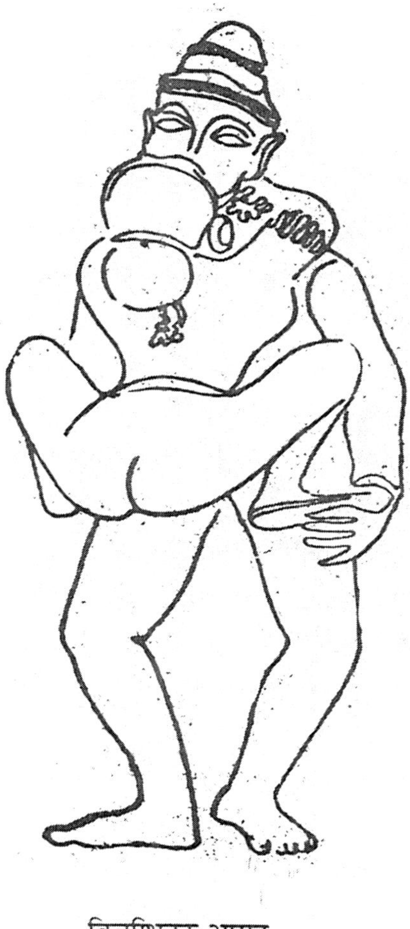

विजृम्भितक आसन

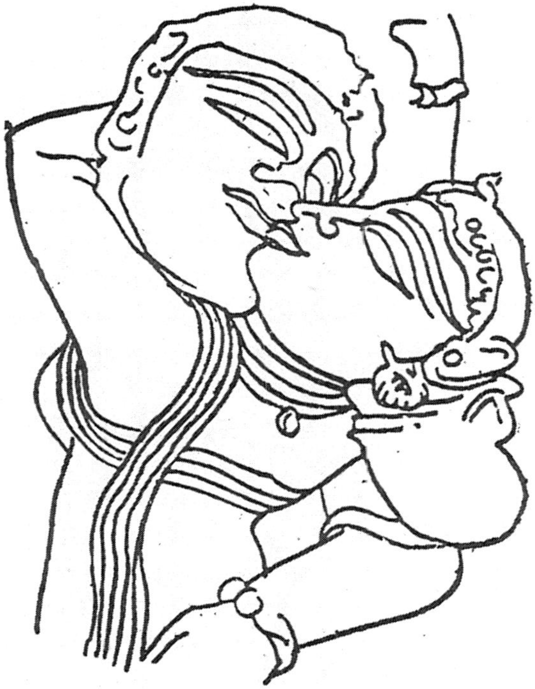

आलिंगनबद्ध आसन

को अर्थात योनि को खिले हुए फूल के समान फैलाने को 'उत्फुल्लक' कहते हैं। इस आसन में नायिका अपने नितम्बों के नीचे तकिया रखकर दोनों जांघें फैला देती है और अपनी दोनों टांगों को बाहर की तरफ फैला लेती है इससे योनि लम्बी हो जाती है और योनि का मुंह खुल जाता है। तब नायक नायिका की कमर के नीचे हाथ रखकर अपना लिंग उसकी योनि में लगाता है तथा उसे अन्दर बाहर करते-करते योनि में भीतर तक ले जाता है, इससे धीरे-धीरे योनि में रस-स्राव होने लगता है। तब लिंग आसानी से योनि में चला जाता है। लिंग को कभी भी झटके से अन्दर घुसाने का प्रयत्न नहीं करना चाहिए, अन्यथ लिंग के ऊपर के खोल या शिश्न मुंड की झिल्ली के फट जाने का भय रहता है।

२. विजृम्भितक— इस आसन में नायिका सीधे लेटकर घुटने ऊंचे मोड़ लेती है और छाती की ओर ले आती है, तथा जांघों को खोल देती है। इससे भग के दोनों ओष्ठ अलग-अलग होकर योनि द्वार को खोल देते हैं। इस तरह से योनिछिद्र अण्डे की तरह गोल हो जाता है।

३. इन्द्राणिक— इस आसन में नायिका अपनी टांगों को घुटनों की तरफ मोड़कर जांघों को बाहर की तरफ करके बिस्तरे पर इस ढंग से लेटती है कि वे उसके शरीर के बीच के भाग के पार्श्वों से सट जाते हैं। इसमें योनि मुख काफी खुल जाता है और मृगी नायिका भी बड़वा नायक के सम्भोग का आनन्द ले सकती है। नीचरत में नायिका को चाहिए कि वह लिंग प्रवेश के पश्चात् अपनी जांघों को आपस में भींचकर अपनी योनि को सिकोड़ ले ताकि लिंग योनि में दबा रहे। इससे सम्भोग क्रिया में अधिक आनन्द मिलता है। इसमें सम्भोग के मुख्य चार आसन बताये गये हैं :—

१. संपुटक—इस आसन में नायिका-नायक अपनी टांगों और रानों को सीधे फैलाकर आपस में लिपट जाते हैं। नायिका अपनी जांघों को थोड़ा-सा खुला रखती है ताकि योनि में लिंग घुस सके। इस आसन में यदि नायिका एक करवट लेट कर नायक से लिपटे तो इसे 'पार्श्वसंपुट' आसन कहते हैं और यदि नायिका पीठ के बल लेटकर लिंग को अपनी योनि में लेती है तो इसे 'उत्तानसंपुट' आसन कहते हैं।

२. पीड़ितक— यदि 'संपुटक' आसन में लिंग प्रवेश के पश्चात नायिका अपनी जांघों को कसकर भींच लेती है तो उसे 'पीड़ितक' आसन कहते हैं। इससे लिंग प्रायः बाहर निकलने लगता है और तब नायक उसे जोर से धक्का लगाकर योनि के भीतर घुंसा देता है। इस प्रकार बार-बार करने से नायिका तथा नायक को भरपूर सुख प्राप्त होता है।

३. वेष्टितक— इस आसन में, यदि 'संपुटक' आसन में नायिका अपनी जांघों को कैंची की तरह बनाकर लिंग को दबा लेती है तो यह आसन 'वेष्टितक' कहलाता है। इस आसन में भी योनिद्वार अधिक तंग हो जाता है तथा स्त्री को आनन्द मिलता है।

४. बाड़वक— इस आसन में नायिका घोड़ी की तरह अपनी योनि को सिकोड़ लेती है जिससे लिंग योनि में आसानी से भिंच जाता है और जांघों के आपस में सटे होने के कारण बाहर नहीं निकल सकता। इस आसन के लिए अभ्यास की आवश्यकता होती है। इस आसन का प्रयोग आन्ध्र प्रदेश की नारियां करती है।

बाभ्रव्य महर्षि के सात आसनों के अतिरिक्त आचार्य सुवर्णनाभ ने भी दस और आसन बताए हैं—

१. भुग्नक **(Rising Position)**—यदि हस्तिनी नायिका पीठ के बल लेटकर दोनों जांघों को आपस में सटा कर टांगों को ऊपर उठा ले और नायक के कूल्हों से सटकर योनि में लिंग प्रवेश करे तो इसे 'भुग्नक' आसन कहते हैं।

२. जृम्भितक— **(Yawning Position)**—यदि नायक नायिका की जांघों को अपने हाथों से सीधे उठाकर उसकी टांगों को अपने कन्धों पर रखकर सम्भोग करे तो इस आसन को 'जृम्भितक' (Yawning Position) आसन कहते हैं।

३. उत्पीड़ितक **(Pressed Position)**—'जृम्भितक' आसन में यदि नायिका अपने पैर नायक के सीने पर रखे और नायक नायिका के गले में हाथ डालकर सम्भोग करे तो इस प्रकार के आसन को 'उत्पीड़ितक' कहा जाता है।

४. अर्धपीड़ितक **(Half Pressed Position)**—'उत्पीड़ितक' आसन में यदि नायिका अपनी एक ही टांग सीधी फैलाए तो इस आसन को 'अर्धपीड़ितक' कहते हैं। इसमें बारी-बारी दोनों टांगे सीधी फैलाई जा सकती है।

५. वेणुदारितक **(Splitting of a bamboo)**—यदि नायिका की एक टांग नायक के कन्धें पर और दूसरी पलंग पर सीधी फैलाकर रखी हो तो यह 'वेणुदारितक' आसन कहा जाता है। इस आसन में भी दोनों टांगें बारी-बारी से कन्धे पर रखी तथा बिस्तर पर फैलाई जा सकती हैं।

६. शूलाचितक **(Fixing of a nail)**—इस आसन में नायिका की एक टांग सीधी फैली रहती है और दूसरी इस प्रकार मोड़ी रहती है कि वह उसके सिर को छुए, तो ऐसे आसन को 'शूलाचितक' आसन कहते हैं। इस आसन के लिए अभ्यास को आवश्यकता होती है।

७. कार्कटक **(Crab's Position)**—यदि नायिका अपनी टांगों को घुटनों की तरफ मोड़कर जांघों से सटा ले और नायक उसे अपनी बाहों में लेकर उसके पैर अपने कूल्हों पर रखे तथा फिर आगे की तरफ झुककर सम्भोग करे तो इसे 'कार्कटक' आसन कहते हैं।

८. पीड़ितक **(Packed Position)**—यदि नायिका पीठ के बल लेटकर अपनी जांघों को ऊपर की तरफ फैला ले और फिर कैंची की तरह एक दूसरी पर बारी-बारी से रखे तो सम्भोग के इस आसन को 'पीड़ितक' कहते हैं।

९. पद्मासन **(Lotus-Like Position)**—बायां पैर दायी जांघ के मूल में और दांया पैर बायीं जांघ के मूल में रखकर नायिका पीठ के बल लेटे और नायक नायिका के घुटनों और जांघों के बीच में से निकालकर अपने हाथ नायिका के गले में डालकर सम्भोग करे तो इस क्रिया को 'पदमासन' कहते हैं।

१०. परावृत्तक **(Turning Position)**—यदि नायिका औंधे मुंह लेट जाए और नायक उसे पीठ की तरफ से अलिंगन चुम्बन करता हुआ पीछे से ही योनि में लिंग को प्रवेश कराके सम्भोग करता है तो इसे 'परावृत्तक' आसन कहते हैं। इस आसन के लिए अभ्यास की आवश्यकता होती है।

ये सभी आसन सीधे, औंधे, या करवट के बल लेटकर किये जा सकते हैं। इनमें नायक व नायिका दोनों लेटे रहते हैं।

सुप्रसिद्ध आचार्य सुवर्णनाभ का कहना है कि तालाब, नदी, सरोवर आदि जलाशयों में लेटकर, बैठकर अथवा खड़े होकर सम्भोग करने में पर्याप्त मनोरंजन प्राप्त होता है।

लेटकर सम्भोग करने के लिए नायक व नायिका को पानी में इस प्रकार लेटना चाहिए कि सिर पानी से बाहर रहे। बैठकर सम्भोग करने के लिए भी इस प्रकार बैठें कि दोनों के सिर पानी से बाहर रहे। जब खड़े होकर सम्भोग किया जाये तो किसी सीढ़ी आदि की आवश्यकता नहीं होती। नायक-नायिका कहीं भी खड़ी मुद्रा में सम्भोग कर मैथुन-आनन्द ले सकते हैं।

किन्तु आचार्य वात्स्यायन के मतानुसार जलमग्न मैथुन-शास्त्रोचित नहीं है। मनोरंजन के लिए चित्ररत (विचित्र आसानों) का प्रयोग सूखी धरती पर किया जाना उनके अनुसार उचित है। ये विचित्र आसन निम्न प्रकार हैं:—

१. स्थिररत **(Supported Congress)**—यदि नायक अथवा नायिका में से कोई एक किसी दीवार या खम्बे के सहारे खड़ा हो जाय तथा दूसरा उसे सामने से बांहों में लेकर सम्भोग करे तो इसे स्थिररत आसन कहा जाता है। इस आसन के आगे तीन भेद हैं:—

(क) व्यायत संमुख, (ख) द्वितल और (ग) जानुकूर्पर।

(क) व्यायत संमुख— जब नायक नायिका की एक टांग उठाकर सम्भोग करे तो व्यायत संमुख आसन होता है।

(ख) द्वितल— यदि नायिका अपनी टांगों को घुटनों की तरफ मोड़ कर पुरुष नायक के पैरों पर अपने पैर रखकर खड़ी हो जाये और नायक घुटनों को थामकर सम्भोग करे तो यह द्वितल आसन होता है।

(ग) जानुकूर्पर— यदि नायिका अपनी टांगों को घुटनों की ओर मोड़ ले और नायक उसकी जांघों को अपनी कुहनी का सहारा देकर सम्भोग करे तो जानुकूर्पर आसन होता है।

२. अवलम्बितक (**Suspended Congress**)—यदि नायक दीवार या खम्भे का सहारा लेकर खड़ा हो जाय और नायिका उसकी हथेलियों पर अपने चूतड़ों को रखकर उसके गले में हाथ डालकर अपने जांघों से उसकी कमर को लपेट कर सम्भोग करे तो उस आसन को अवलम्बितक आसन कहा जाता है।

३. धेनुक (**Congress of a cow**)—इसमें नायिका गाय की तरह चारों हाथ-पैरों के बल खड़ी हो जाती है और नायक उसकी कमर को अपनी बांहों में लेकर और सांड की भांति पीछे से सम्भोग करता है। यह धेनुक आसन कहलाता है। इसमें स्तनों पर की जाने वाली चुम्बन तथा दन्त कर्म आदि उपक्रियाएं नायिका की पीठ पर की जाती है।

४. संघाटक (**Unitged Congress**)—यदि एक ही नायक एक पलंग पर बारी-बारी से दो प्रेमिकाओं से सम्भोग करे तो उसे संघाटक आसन कहते हैं। यदि पुरुष इसी प्रकार कई नारियों से मैथुन करे तो इसे गोयूथिक (Congress of a herd of cows) कहते हैं। इसके अतिरिक्त यदि नायक पानी में नायिकाओं के साथ हाथी-हथिनी की भांति मैथुन करे तो इसे वारिक्रीड़ितक (Sporting in water) कहते हैं।

प्रायः एक पुरुष का कई स्त्रियों के साथ सम्मिलन देखा जाता हैं। किन्तु एक स्त्री को कई पुरुषों के साथ सम्भोग करना कम ही सुना जाता है। आचार्य वात्स्यायन अपने समय के कुछ ऐसे प्रदेशों का वर्णन करते हैं जहां की स्त्रियां अपने पुरुषों के साथ सम्भोग क्रियाएं करती थीं। यथा—

आसाम का पूर्वी भाग (ग्राम नारी), कामरूप स्त्री राज्य और बाह्लीक (बलख) आदि प्रदेशों में ऐसी प्रथा है कि एक स्त्री कई पुरुषों के साथ बारी-बारी से अपनी इच्छानुसार मैथुन कराती है या एक साथ सबके साथ भोग करती है। एक साथ भोग करने की स्थिति में कोई पुरुष उसे अपनी गोद में लिए रहता है, कोई चूमता-चाटता है, कोई उसकी योनि में लिंग डालता है। बारी-बारी से पुरुष अपना काम और स्थान बदलते हैं और इस प्रकार स्त्री की प्रचण्ड काम-तृष्णा शान्त करते हैं।

इसके अतिरिक्त कई वेश्याएं भी इस व्यापार को करती-कराती हैं। पुरुषों का भी ऐसा ही है जब राजाओं के अन्तःपुर में किसी नायक का गुप्त रूप से प्रवेश हो जाता है तो उसे भी कई स्त्रियों को एक साथ या बारी-बारी से सन्तुष्ट करना पड़ता है।

चित्ररत (विचित्र) आसनों के प्रसंग का अन्त करते हुए वात्स्यायन ने यह श्लोक लिखा है—

''तत्सात्म्याद्देशसात्म्याच्च तैस्तैर्भावैः प्रयोजितैः।
स्त्रीणां स्नेहश्च रागश्च बहुमानश्च जायते।।''

अर्थात् प्रकृति में बिहार करने वाले कई प्रकार के पशु पक्षियों की सम्भोग लीलाओं का बहुत सूक्ष्मता से अध्ययन करना चाहिए और फिर उनका अनुकरण स्त्री की प्रकृति

और रुचि के अनुकूल करना चाहिए। ऐसा करने से स्त्रियों के प्रेम में वृद्धि होती है और वे अपने प्रियतम को बहुत आदर की दृष्टि से निहारती है।

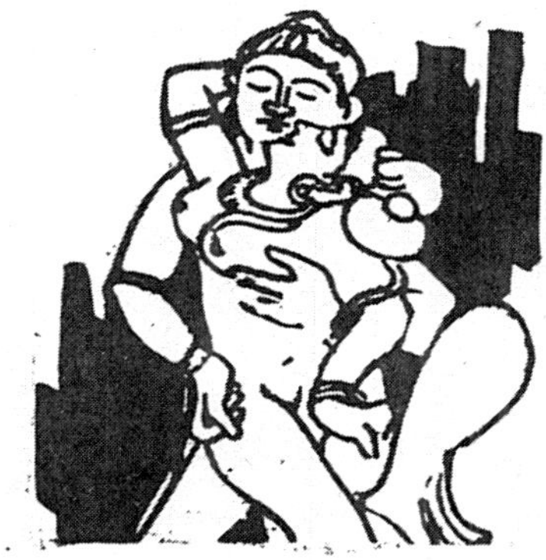

सीत्कृत अर्थात् मैथुन कर्म में प्रहणन व सीत्कार

(The Various Modes of Striking and The Sounds Appropriate to Them)

मैथुन-काल में स्त्री और पुरुष जो मधुर छीना-झपटी, हाथापाई अथवा जो लड़ाई-झगड़ा करते हैं उसे 'प्रहणन' कहते हैं। और जो इस मैथुन-काल की क्रियाओं में ध्वनियां निकलती है 'सीत्कार' कहलाती है।

'प्रहणन' क्रिया पीड़ाजनक होते हुए भी मैथुन कर्म में आनन्दजनक और सुखकर सिद्ध होती हैं। मैथुन कर्म स्वयं संघर्षमय होता है। इसमें स्त्री और पुरुष अपनी-अपनी काम तृप्ति के लिए अलग-अलग क्रियाओं का सहारा लेते हैं।

प्रायः शरीर के निम्न अंगों पर प्रहणन किया जाता है:—

(१) दोनों कन्धे, (२) सिर, (३) दोनों स्तनों कें बीच का स्थान, (४) पीठ, (५) जघन (नितम्ब या चूतड़) और (६) दोनों कांखें।

हाथ के जिन भागों से प्रहणन किया जाता है वे हैः—

(१) हथेली का पिछला भाग,

(२) हथेली,

(३) मुट्ठी और

(४) हथेली तथा उंगलियां खोलकर पूरा हाथ।

प्रहणन से होने वाला सीत्कार कई प्रकार का होता है। प्रहार करने से स्त्री को स्वभावतः कष्ट होगा और उससे वह कई मन्द ध्वनियां निकालेगी। यह सीत्कार कहलाता है। वे ध्वनियां निम्नलिखित हैः—

१. हिंकार—नासिका से हिं ध्वनि का उच्चारण करना,

२. स्तनित—कण्ठ से बादलों की गम्भीर गर्जना जैसी 'हं निकालना,

३. कूजित—मन्द ध्वनि से कू-कू करना,

४. रुबित—मन्द-मन्द रोने की जैसी ध्वनि करना,

५. सूत्कृत— मैथुन के परिश्रम के कारण लम्बी सांस लेते तथा छोड़ते समय होने वाली ध्वनि,

६. दूत्कृत—जीभ और तालू के संयोग से चिट-चिट करने की ध्वनि,

७. फूत्कृत— जीभ और तालू के अग्रभाग से 'फू-फू' जैसी निकलने वाली ध्वनि,

८. अन्य ध्वनियां— जो स्त्री कामोन्मत्त होकर करती है, जैसे हाय-हाय, बस करो, छोड़ो भी, हाय मेरी मां, मैं मर गई, बाबा मुझे जाने दो।

इन ध्वनियों के अतिरिक्त मैथुन-कर्म में कभी-कभी कबूतर, कोयल, हारीत, तोते, भौरे, पपीहे, हंस, बत्तख, कलहंस और लावक आदि पक्षियों की ध्वनि का प्रयोग भी किया जाता है।

नायक नायिका को अपनी गोद में बिठाकर उसकी पीठ पर मुक्के से प्रहार करे। इससे नायिका को कष्ट होगा और वह स्तनित, कूजित, रुदित ध्वनियां करेगी। और पुरुष से भी अधिक वेग से पुरुष पर प्रहार करेगी। जब नायक उसकी योनि में अपना लिंग डाल चुके तब वह अपनी हथेली के पिछले भाग से स्त्री की छाती के बीच के भाग में धीरे-धीरे प्रहार करे और हिंकार आदि ध्वनियां करे। इससे स्त्री की काम लालसा बढ़ेगी और उसमें मैथुन कराने की इच्छा प्रबल हो उठेगी।

स्त्री का सिर, नितम्ब और स्तनों में काम-केन्द्र होते हैं और यदि इन पर उचित ढंग से प्रहणन किया जाता है तो स्त्री में कामलालसा और अधिक बढ़ जाती है।

ऊपर बताई गई चार विधियों के अतिरिक्त दक्षिण भारत के लोग दूसरी चार विधियों का भी प्रयोग करते हैं। वे हैं—कीला, कर्तरी, विद्धा और संदशिका।

इनका संक्षिप्त परिचय इस प्रकार है:—

१. कीला— इसमें मुट्ठी बांधकर अंगूठे के अगले भाग से छाती में प्रहण न किया जाता है।

२. कर्तरी— इसमें फैली हुई उंगलियों को कैंची की भांति बना लिया जाता है और उससे सिर पर प्रहणन किया जाता है।

३. विद्ध—इसमें दूसरी और तीसरी उंगलियों के बीच में से अंगूठे को निकालकर बंधी मुट्ठी से गालों पर प्रहणन करते हैं।

४. संदंशिका—इसमें मुट्ठी बांधकर अंगूठे और उंगली के बीच में से स्तन को पकड़कर मसला और खींचा जाता है। इसी प्रकार आंखों पर भी यह प्रहणन किया जाता है।

आचार्य वात्स्यायन को ये विधियां बिल्कुल पसंद नहीं। उनके मतानुसार ऐसा पीड़ाजनक और जंगली व्यवहार बहुत ही निन्दनीय है। ऐसी निर्मम और कठोर प्रहार विधियों का प्रयोग कभी नहीं करना चाहिए। वात्स्यायन का कहना है कि प्रहणन आदि क्रिया कोई भी जानबूझकर नहीं करता और न ही किसी शास्त्र में इसका कोई विशेष विधान है। कामावेश से अन्धे हुए पुरुष व स्त्री को मैथुन में इस बात का बिल्कुल ध्यान नहीं रहता कि वे क्या कर रहे हैं। अतः सम्भोग काल में पुरुष को अपनी भावनाओं पर नियंत्रण रखने की चेष्टा करनी चाहिए और स्त्री की शक्ति, रुचि तथा स्वभाव का

पूर्ण ध्यान रखना चाहिए।

आचार्य वात्स्यायन के निम्न श्लोक के अनुसार प्रहणन विधियों का आचरण करना उचित है—

''न सर्वदा न सर्वासु प्रयोगा साम्प्रयोगिकाः।

स्थाने देशे च काले च योग ऐषां विधीयते।।''

अर्थात् हर देश में हर स्त्री पर प्रयोग न करके देश काल के अनुसार इन प्रहणन विधियों का प्रयोग समुचित और अधिकारी व्यक्ति पर ही करना सुखकर होता है। मालव देश की कामिनी के लिए प्रहणन और आभीर देश की युवती के लिए औपरिष्टक (मुख मैथुन) का प्रयोग रुचिकर और अभीष्ट होता है।

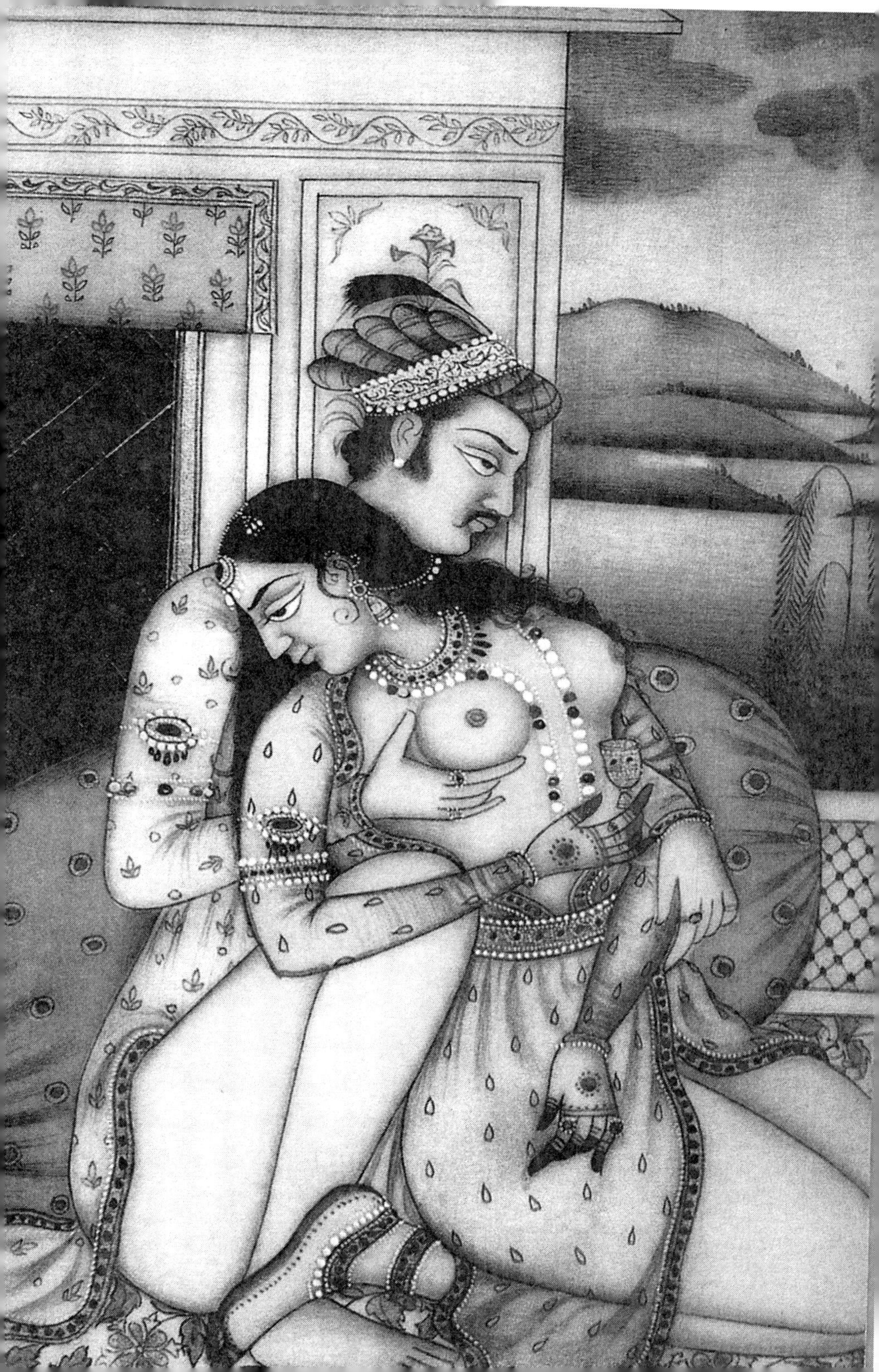

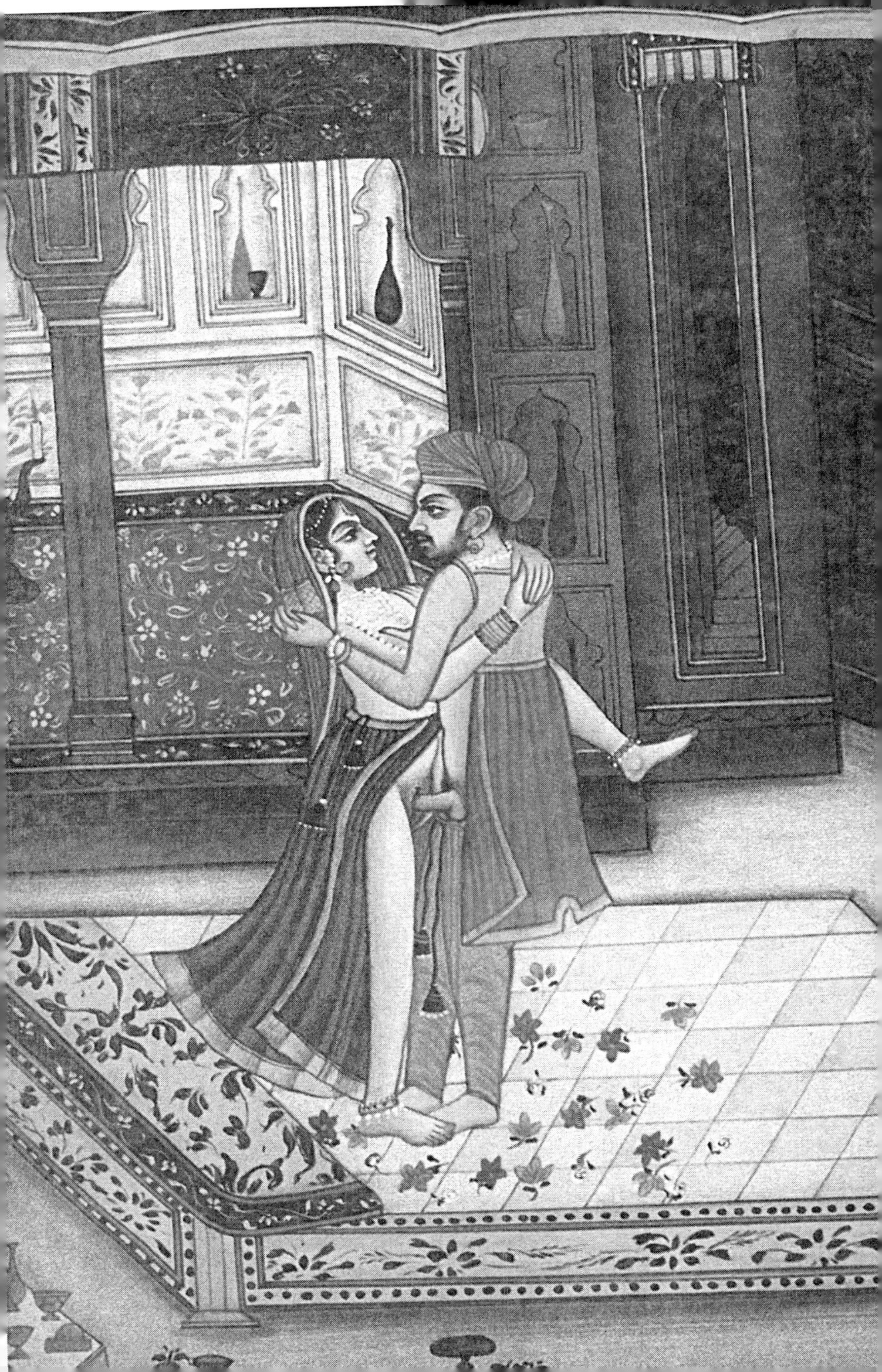

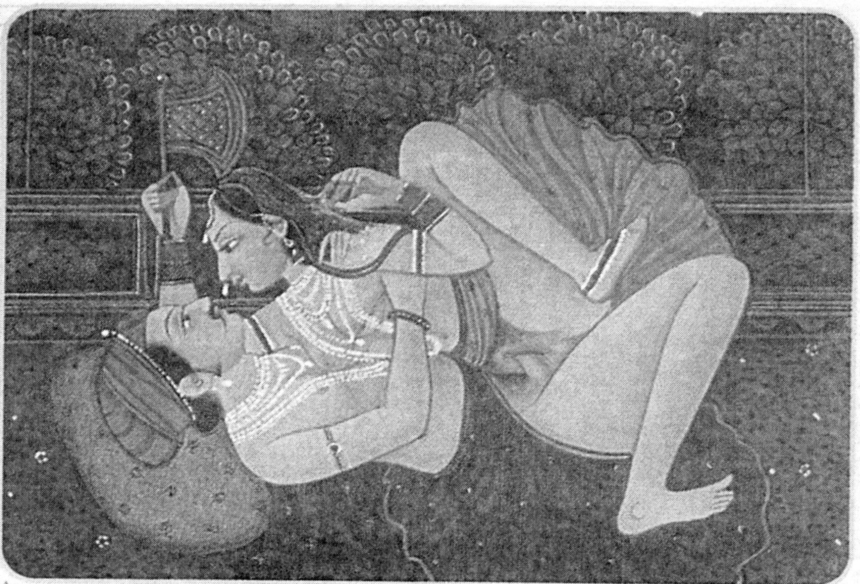

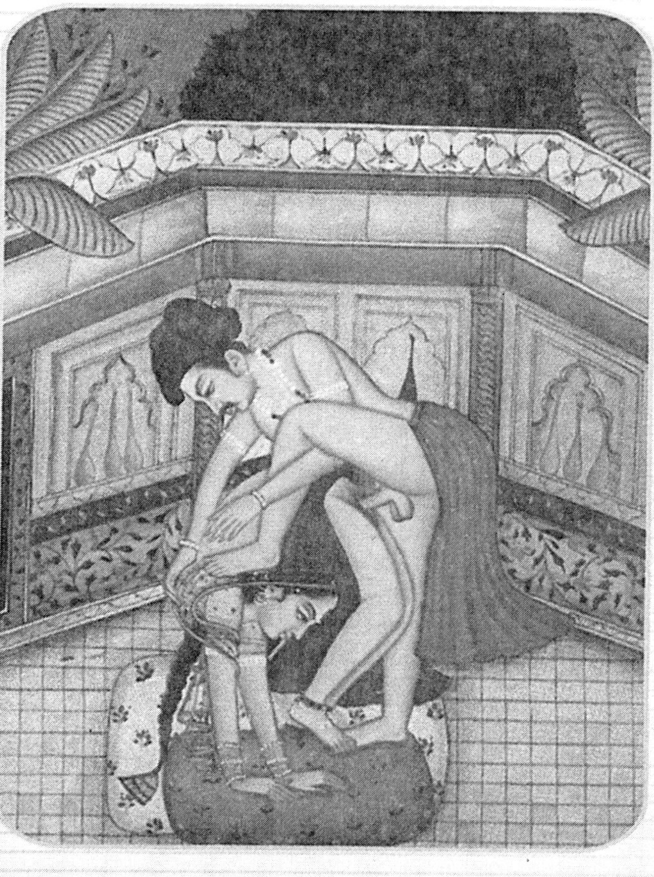

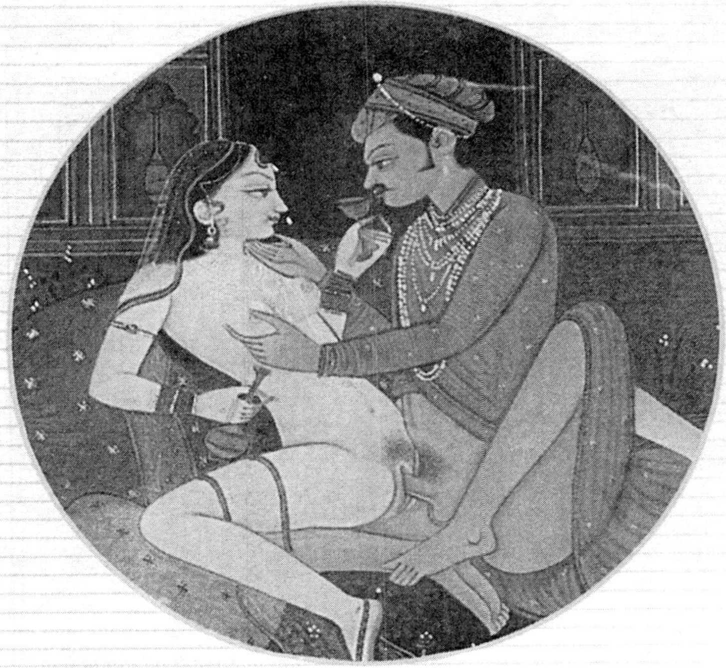

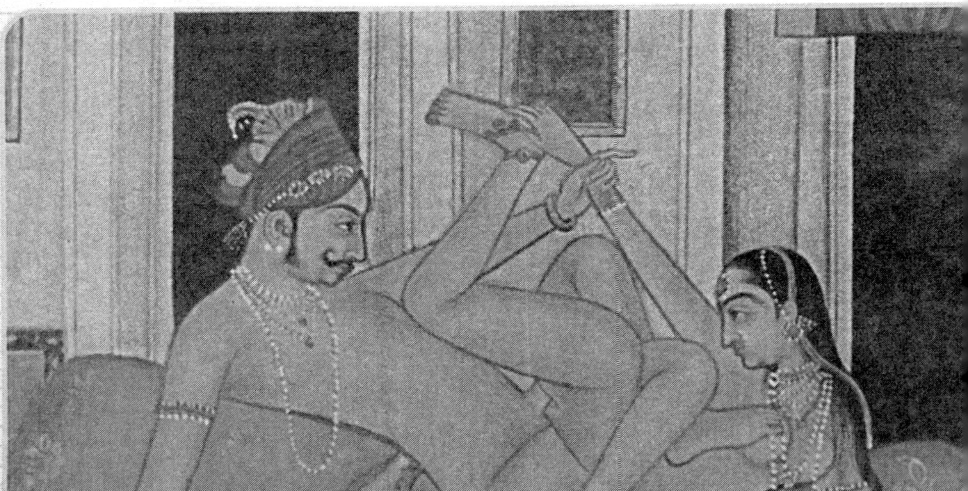

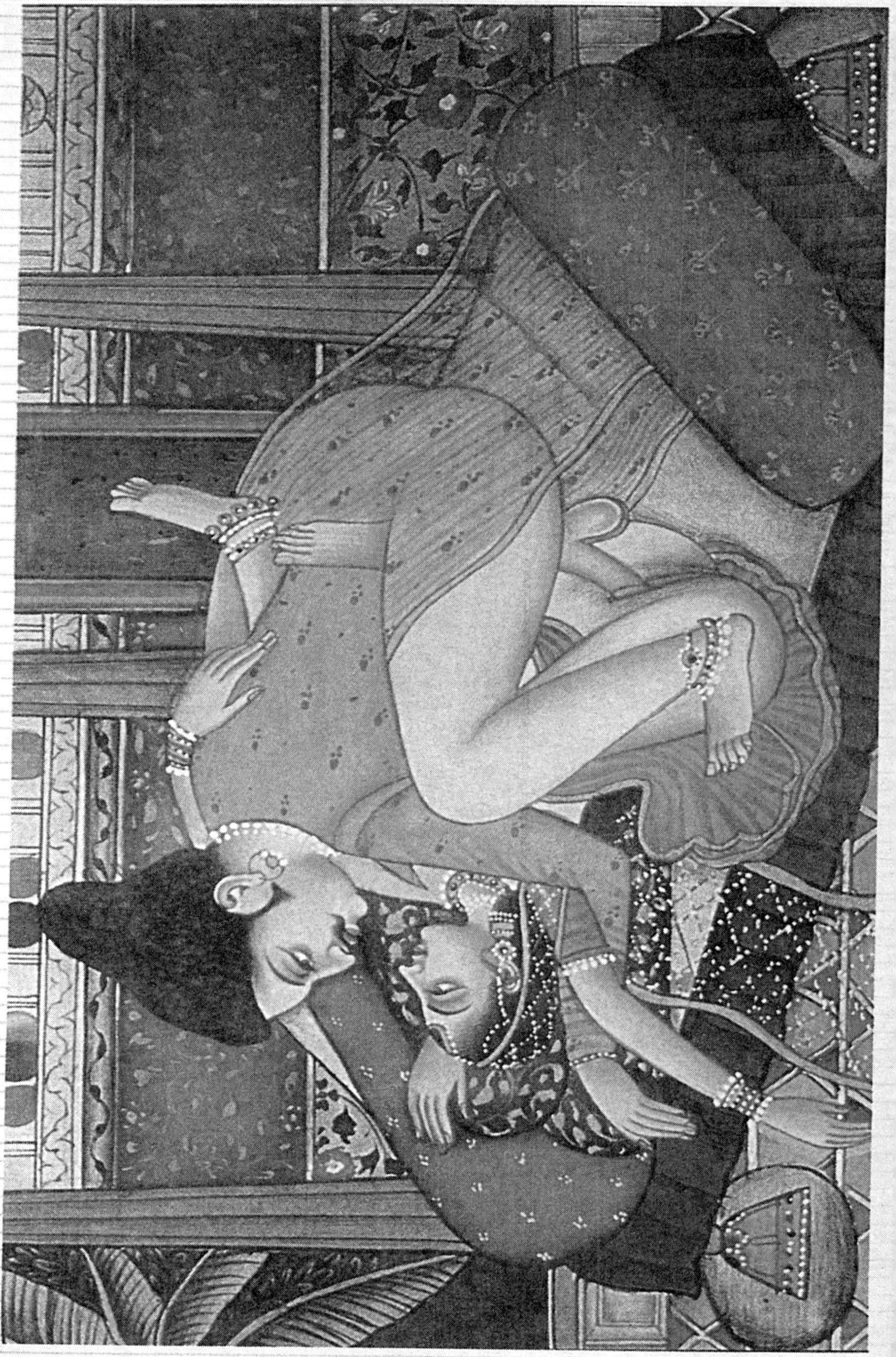

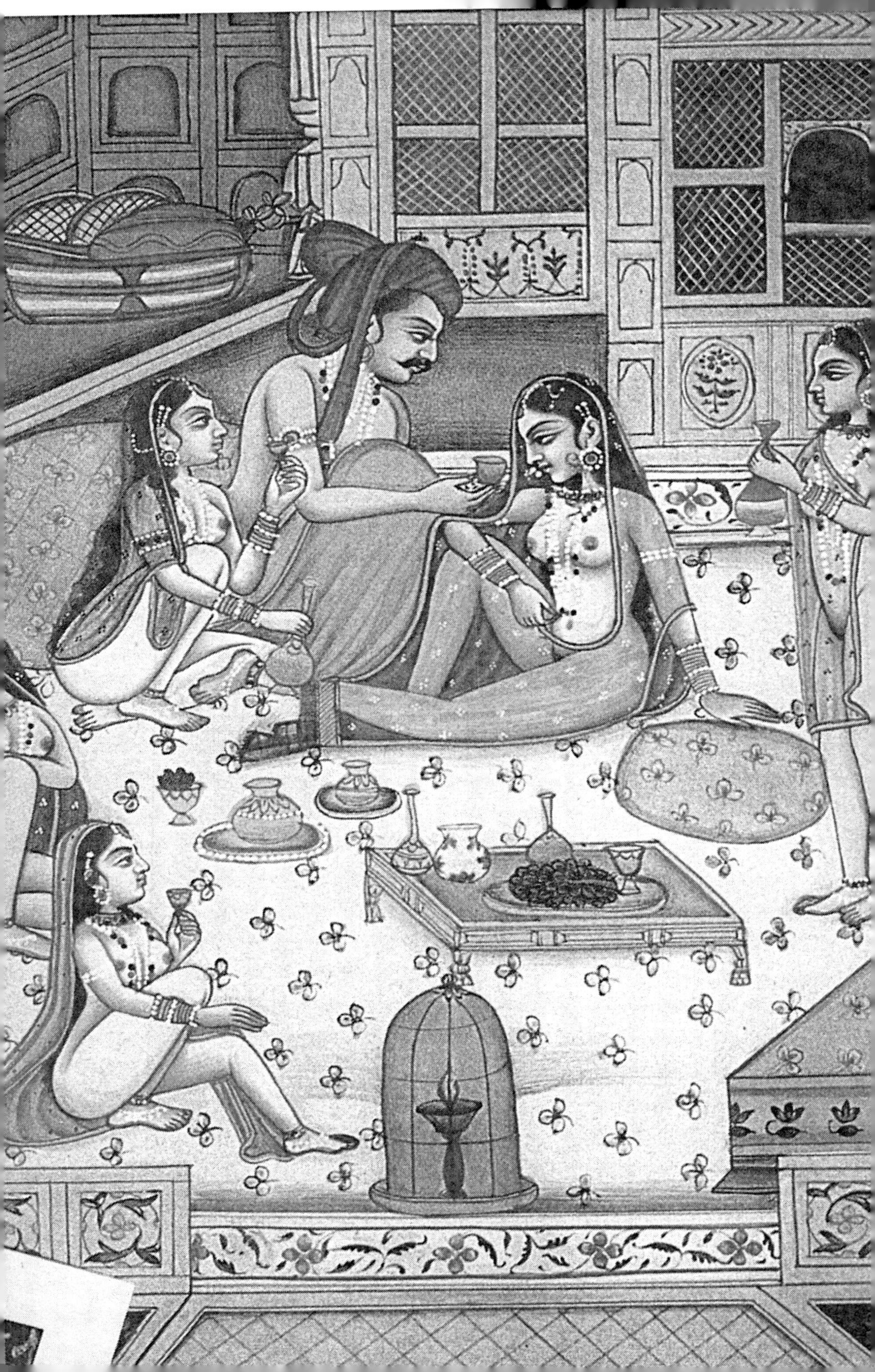

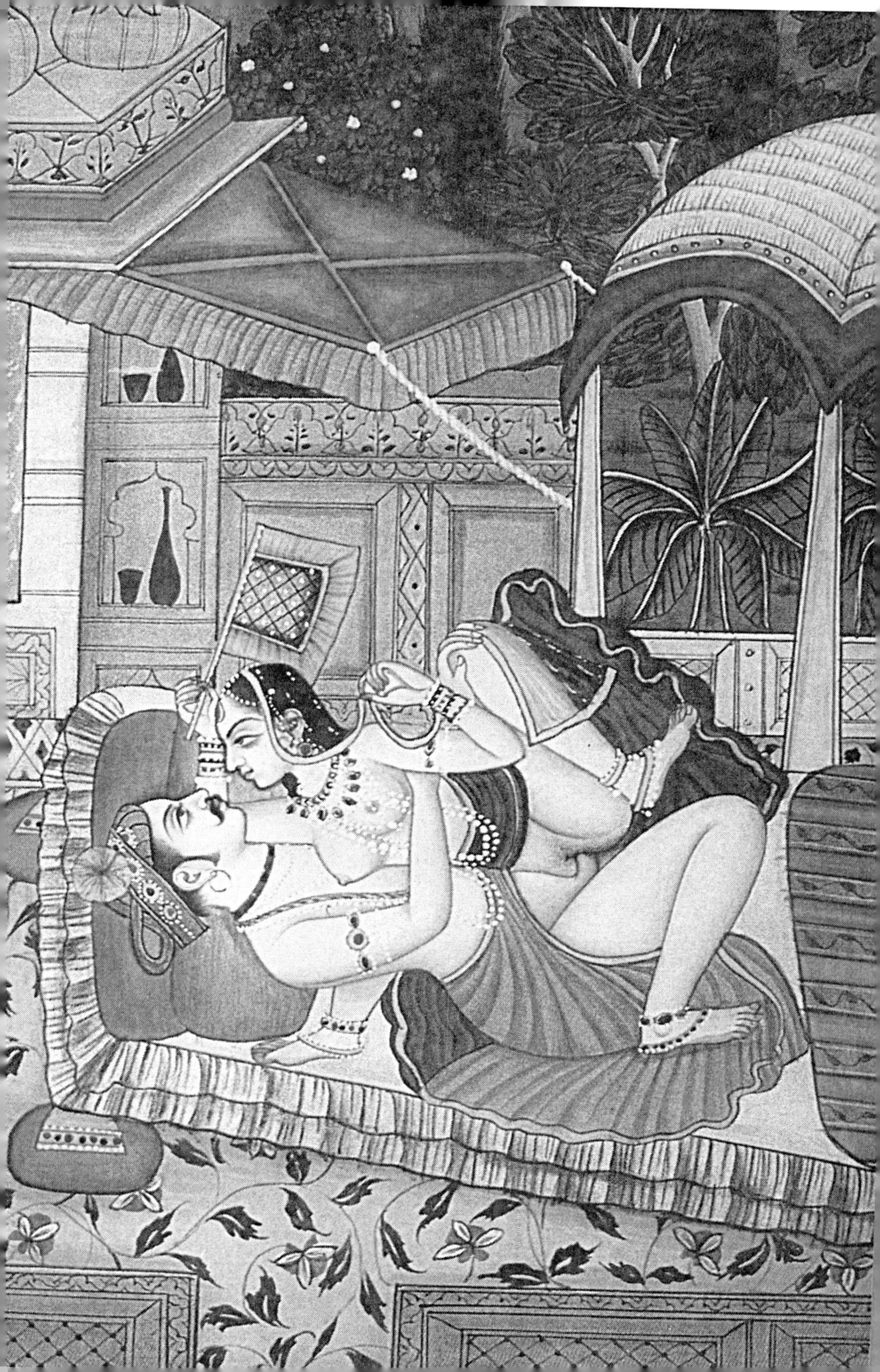

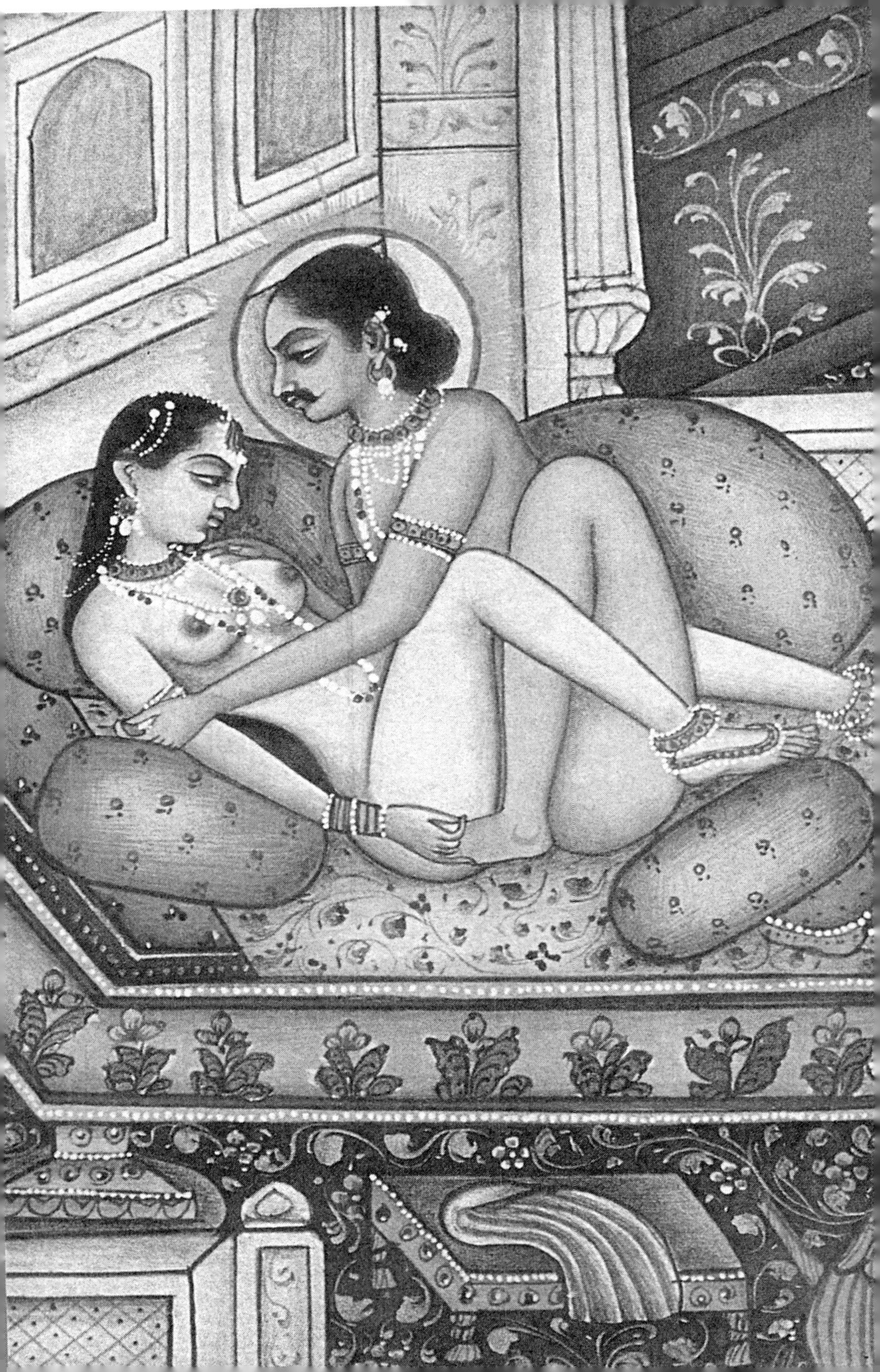

पुरुषायित अर्थात् विपरीत रति और मैथुन की अन्य विधियां

(Women Acting the part of a Man)

मैथुन-क्रिया के करते समय कभी-कभी पुरुष को अधिक परिश्रम करने से थकान हो जाती है किन्तु वीर्य स्खलन न होने के कारण उसका लिंग वैसा का वैसा कड़ा बना रहता है। ऐसी स्थिति में उसे स्त्री की सहायता की आवश्यकता रहती है। स्त्री को चाहिए कि वह पुरुष की रुचि के अनुसार उसे चित्त लिटा कर उसके ऊपर स्वयं पुरुष की भांति लेटकर अपनी योनि में पुरुष के लिंग का प्रवेश कराकर पुरुष के समान धक्के और झटके देती हुई मैथुन करे। इससे पुरुष को आराम मिलता है और मैथुन-क्रिया भी उचित ढंग से होती रहती है और दोनों को आनन्द मिलता है।

स्त्री का पुरुष के समान मैथुन करना ही विपरीत-रति के नाम से जाना जाता है।

प्रायः विपरीत रति निम्न स्थितियों में की जा सकती :—

१. स्वाभिप्रायात्— अपनी रुचि से अपनी कामेच्छा के शीघ्र और सरलता से शान्त करने हेतु स्त्री पुरुष की भांति विपरीत रति कर सकती है।

२. नायक कुतूहलात— यदि नायक विपरीत रति का शौकीन हो तो उसके चाव और उसके कुतूहल को पूरा करने हेतु ऐसा किया जा सकता है।

३. विनोदार्थ— मैथुन-कर्म में परिवर्तन लाने के लिए अथवा मनोविनोद के लिए भी पुरुष की भांति विपरीत रति की जा सकती है।

विपरीत रति की दो विधियां

सम्भोग में प्रायः स्त्री चित्त लेटती है और पुरुष उसके ऊपर औंधे लेटकर योनि में लिंग डालता है। विपरीत रति की प्रथम विधि में मैथुन करते समय योनि में से लिंग निकाले बिना ही पुरुष नीचे लेटी स्त्री को अपनी बांहों में भर कर अपने ऊपर लिटा लेता है। इससे मैथुन जारी रहता है और आनन्द भी बना रहता है।

द्वितीय विधि में पुरुष योनि में से अपना लिंग निकाल लेता है और स्त्री पुरुष अलग-अलग हो जाते हैं। फिर पुरुष चित्त लेट जाता है और स्त्री उसके ऊपर लेटकर योनि

में लिंग लेकर मैथुन आरम्भ करती है, इस विधि का प्रयोग तभी करना चाहिए जब नायक बहुत थक जाये किन्तु उसकी कामेच्छा शान्त न हुई हो। क्योंकि इस विधि में मैथुन नये सिरे से प्रारम्भ करना पड़ता है अतः स्त्री को चाहिए कि पुरुष की सम्भोग सम्बन्धी सभी क्रियाओं को स्वयं पुरुष की भांति करे। जैसे—पुरुष के ऊपर लेटकर अपने बालों में लगे हुए फूलों को बिखेरे, अपनी मुस्कान को लम्बी सांसों के साथ दिखाये, अपने स्तनों से पुरुष की छाती को जोर से दबाये और चुम्बन तथा दन्तकर्म के लिए अपना मुंह उसके मुंह पर रखे।

सम्भोग की मुख्य दो विधियां जो इस प्रकार हैं:—

१. बाह्य विधि और २. आभ्यान्तर विधि।

बाह्य विधि— सर्व प्रथम स्त्री को पलंग पर लिटाकर पुरुष प्रेम भरी बातों से उसे अपना बनावे। जब वह कुछ-कुछ उत्तेजित सी जान पड़े तो उसका कमर बन्द खोले। यदि वह ऐसा न करने दे तो बार-बार उसके गालों को चूमे, यदि फिर भी वह तैयार न हो और इधर लिंग खड़ा हो जाये तो पुरुष को चाहिए कि वह उसकी कांखों, जांघों, कूल्हों, स्तनों आदि काम केन्द्रों को बार-बार मसले तथा सहलाए। यदि स्त्री का सम्भोग करने का प्रथम अवसर होगा तो वह लज्जावश अपनी दोनों जांघों को आपस में मिलाकर अपने गुप्त अंगों को छिपाने की चेष्टा करेगी। कन्या नायिका भी सम्भोग के प्रथम अवसर पर ऐसा ही करती है और अपने स्तनों को भी अपने हाथों से ढांप लेती है। ऐसी स्थिति में पुरुष को चाहिए कि उसकी जांघों के बीच में हाथ डालकर उसके पेडू (योनि के ऊपर के स्थान) को धीरे-धीरे मसले और सहलाए। लेकिन इस विधि का प्रयोग ऐसी स्त्री पर नहीं करना चाहिए जिसने स्वयं सम्भोग के लिए आमंत्रण दिया हो। क्योंकि ऐसी स्त्री के साथ तो बिना संकोच के सम्भोग किया जा सकता है। इन सब क्रियाओं के पश्चात् पुरुष को चाहिए कि अपना एक हाथ स्त्री के माथे पर रखे और दूसरे हाथ से उसकी ठोड़ी को चुम्बन के लिए ऊपर उठाए। प्रथम अवसर पर प्रायः स्त्री लज्जावश अपनी आंखें मूंद लेती है किन्तु पुरुष को चुम्बन आदि क्रियाओं से उसकी लज्जा-झिझक अथवा झेप को दूर करना चाहिए, क्योंकि ऐसा करने के पश्चात् ही स्त्री सम्भोग के लिए तैयार होती है।

आभ्यान्तर विधि— इस विधि में लिंग को योनि में प्रवेश कराने के पश्चात् पुरुष को स्त्री के हाव-भावों और संकेतों से उसकी अभिलाषा को समझकर ऐसा व्यवहार करना चाहिए कि जिसमें स्त्री को अधिक-से-अधिक आनन्द मिल सके। आचार्य सुवर्णनाथ के मतानुसार सम्भोग के समय स्त्री अपने शरीर के जिस-जिस अंग को निहारती है, चतुर पुरुष को इसी से जान लेना चाहिए कि वह उन्हीं अंगों का दुलार चाहती है। तब वह उन्हीं अंगों को मसले, सहलाए, चूमे, नोचे काटे और प्रहणन इत्यादि करे। इससे स्त्री को भरपूर सुखानुभूति होती है और वह शीघ्र ही तृप्त और शान्त हो जाती है।

वात्स्यायन के मतानुसार स्त्रियों के कामोत्तेजित होने की पहचान उनकी इन चेष्टाओं से की जा सकती है:—

१. हाथ, पांव और गर्दन आदि अंगों को ढीला कर देना
२. आंखें मूंदना।
३. लज्जा का उड़ जाना।
४. सम्भोग में संकोच का हट जाना।
५. पुरुष से बार-बार लिपटना।
६. योनि को लिंग से बलपूर्वक रगड़ना।
७. योनि में लिंग को लेने की चेष्टा करना और
८. खड़े हुए लिंग को पकड़ कर योनि की तरफ खींचना इत्यादि।

जब स्त्री की कामोत्तेजना चर्म सीमा तक पहुंच जाती है तब उसके हाथ कांपते हैं, उसे पसीना आने लगता है और वह प्रेमी को दांतों से काटने लगती है, प्रेमी को अपने ऊपर से उठने नहीं देती, लिंग को योनि से बाहर होने से रोकती है तथा प्रेमी पर अपने पैरों से प्रहार करती है। जब प्रेमी का वीर्य स्खलित हो जाता। तब वह पुरुष की तरह उस पर लेटकर अपनी कमर और पेडू को आगे पीछे हिलाती हुई अपनी इच्छा को पूर्ण करती है। क्योंकि ऐसा तभी होता है जबकि स्त्री की कामेच्छा शान्त नहीं होती और पुरुष पहले ही स्खलित हो जाता है। ऐसी परिस्थिति से बचने के लिए वात्स्यायन की शिक्षा है कि योनि में लिंग डालने से पूर्व ही पुरुष स्त्री को पूरी तरह से तैयार कर लेवे। उसकी प्यास को बहुत सीमा तक बुझाने के लिए पुरुष को चाहिए कि वह अपनी मध्यमा और अनामिका (दूसरी और तीसरी) उंगलियों को मिलाकर उसकी योनि में डाले और हाथी की सूंड़ की भांति बनाकर अन्दर-बाहर करते हुए योनि को रगड़े। जब उसे लगे कि स्राव से योनि तरल और कोमल हो गई है तब उसमें लिंग डाले।

स्पर्श द्वारा योनि चार प्रकार की लगती है:—

१. कमल के पत्ते की भांति (मृदुल),
२. स्थान-स्थान पर उभरी हुई सी-विषम,
३. झुर्रियों वाली, और
४. गाय की जिह्वा की भांति खुरदरी।

उपरोक्त चार प्रकार की योनियों में प्रथम पाकार की कोमल (मृदुल) योनि के भीतरी भाग को उंगलियों से रगड़ने की आवश्यकता नहीं होती। शेष तीनों प्रकार की योनियों में इस रगड़ने की क्रिया का प्रयोग आवश्यकता के अनुसार किया जा सकता है।

योनि में लिंग प्रवेश के अनेकानेक तरीके हैं किन्तु आचार्य वात्स्यायन निम्न दस विधियों को उचित बताते हैं :—

१. उपसृप्तक **(Moving forward)**—यह विधि आम है। इसमें लिंग को योनि

में धीरे-धीरे घुसाया जाता है और हल्के-हल्के धक्के लगाकर बाहर-भीतर किया जाता है। ज्यों-ज्यों स्खलन का समय समीप आता है धक्के भी जोर-जोर से लगाये जाते हैं। यह क्रम पुरुष के वीर्यपात तक निरंतर चलता रहता है।

२. मन्थन **(Friction or Churning)**—इसमें लिंग को हाथ में पकड़कर योनि में डाला जाता है और दही की तरह योनि को लिंग से मथा जाता है।

३. हुल **(Piercing)**—इस विधि में स्त्री की कमर नीची कर लेते हैं तब पुरुष एक ही धक्के में लिंग प्रवेश करता है परन्तु वह योनि के आधी गहराई तक ही पहुंच पाता है। चूंकि इस विधि में लिंग डंक मारता हुआ योनि में प्रवेश करता है इसलिए इस विधि को 'हुल' (Piercing) कहते हैं।

४. अवमर्दन **(Rubbing)**—इसमें स्त्री की कमर ऊंची कर ली जाती है, तब पुरुष एक ही धक्के से पूरा लिंग योनि के अंतिम भाग तक पहुंचा देता है। रगड़ लगाते हुए लिंग प्रवेश करता है।

५. पीड़ितक **(Pressing)**—इसमें पूरे लिंग को योनि में डालकर स्त्री को पीड़ित करता हुआ पुरुष जोर-जोर से धक्के लगाकर मैथुन-कर्म करता है।

६. निर्घात **(Giving a blow)**—इसमें पूरे लिंग को योनि में डालते हुए और निकालते हुए पुरुष कुछ हट-हटकर जोर से धक्के लगाता है।

७. वराहघात **(The blow of a boar)**—सूअर के जमीन को खोदने की तरह योनि में डाले लिंग से योनि के एक पार्श्व को जोर-जोर से रगड़ने को वराहघात कहते हैं।

८. वृषाघात **(The blow of a bull)**—बारी-बारी से जब योनि के दोनों पार्श्वों को लिंग से रगड़ा जाता है तो वृषाघात कहलाता है।

९. चटक विलसित **(The sporting of a sparrow)**—इसमें लिंग को पूरा घुसा कर फिर थोड़ा सा निकालकर योनि में ऊपर नीचे दायें-बायें चिड़े की भांति रुक-रुक कर धक्के लगाये जाते हैं।

१०. सम्पुट—इस विधि में पहले पूरा लिंग योनि में प्रवेश कर दिया जाता है। जब पुरुष स्खलित होने लगता तब स्त्री अपनी दोनों जांघों को एक दूसरे से सटाकर अपनी योनि को सिकोड़ लेती है जिससे लिंग योनि में दबा रहता है।

विपरीत रति के भेद—विपरीत रति में मैथुन के तीन प्रकार हैं। यथा—संदंश, भ्रमरक और प्रेखोलित।

संदंश—इसमें स्त्री ऊपर चढ़कर पुरुष लिंग को अपनी योनि में प्रवेश कराती है और फिर योनि को सिकोड़कर मैथुन करती हैं इसमें पुरुष को ऐसा प्रतीत होता है। मानों लिंग को संडासी में भींचकर पकड़ लिया गया हो। इसीलिए इसे संदंश कहते हैं।

भ्रमरक—इसमें स्त्री लिंग को योनि में लेने के पश्चात् इस प्रकार घूमती है जैसे

कीली पर कुम्हार का चाक। इसके लिए पुरुष को अपना नितम्ब भाग ऊपर उठाए रखना चाहिए।

प्रेखोलित—इसमें ऊपर की स्थिति में ही पुरुष अपने जंघनप्रदेश को आगे पीछे दाएं बाएं हिलाता है।

विपरीत रति करते समय जब स्त्री थक जाये तब उसे चाहिए कि वह वैसे ही लिंग को योनि में लिए हुए ही, पुरुष के माथे पर अपना माथा रखकर विश्राम करें। जब उसकी थकान उतर जाय तब पुरुष को उसे नीचे लिटाकर स्वयं मैथुन करना चाहिए।

विपरीत रति निम्न स्त्रियों के लिए निषिद्ध है:—

रजस्वला (ऋतुमती), प्रसूता, गर्भवती, मृगी-नायिका, अत्यन्त मोटी स्त्री।

इसके लिए आचार्य वात्स्यायन का निम्न श्लोक उदधृत किया गया है:—

न त्वेवतौं न प्रसूतां न मृगीं न च गर्भिणीम्।
न चातिव्यायतां नारीं योजयेत्पुरुषायिते।

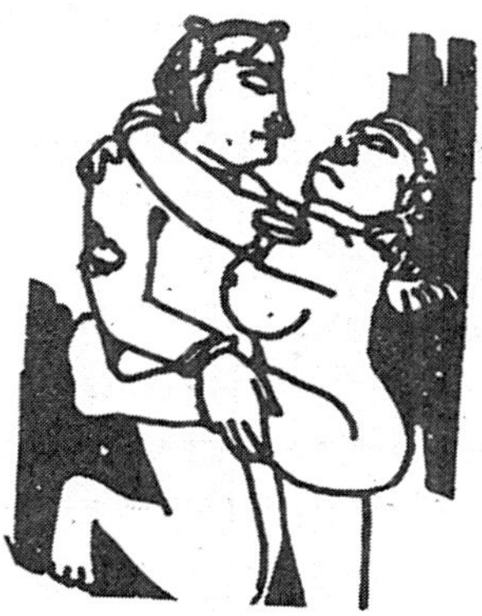

औपरिष्टक अथवा मुख-मैथुन
(The Auparishtak or the Mouth Congress)

आचार्य वात्स्यायन के कथनानुसार पांचवें प्रकार की एक और नायिका भी मानी गई है जिसे तृतीया प्रकृति नायिका अर्थात् हिजड़ा कहा जाता है। इन्हें नपुंसक भी कहा जाता है। क्योंकि इसकी जननेन्द्रिय पूर्ण रूप से विकसित नहीं होती तथा इसके लिए स्त्री की तरह मैथुन करना असम्भव हो जाता है, अतः इसके लिए सूत्रकारों ने औपरिष्टक-कर्म अथवा मुख-मैथुन का उल्लेख किया है।

सूत्रकारों के मतानुसार यह तृतीया प्रकृति नायिका (नपुंसक या हिजड़ा) के दो भेद बताए गए हैं :—

१. स्त्रीरूपिणी, २. पुरुषरूपिणी।

स्त्री की भांति रूप वाली नपुंसक नायिका स्त्रियों की ही तरह कपड़े आदि पहनती है, उन्हीं की भांति हाव-भाव, बोल-चाल हंसना तथा प्रेम दिखाने की नकल करती है। जो क्रियाएं स्त्री की योनि में लिंग द्वारा की जाती वही क्रियाएं नपुंसक नायिका योनि के अविकसित होने के कारण उसके मुख में की जाती है। इसी को 'औपरिष्टक-कर्म' अथवा मुख-मैथुन कहा जाता है।

पुरुष-रूपेण नपुंसक में पुरुषों जैसे शारीरिक गुण होते हैं। यह यदि किसी पुरुष के लिंग से मुख मैथुन करना चाहे तो पहले यह पुरुष की जांघों की मालिश करती है तथा धीरे-धीरे हाथ आगे बढ़ाती हुई लिंग तक ले जाती है। स्वभावतः इससे पुरुष का लिंग खड़ा हो जाता है। तब वह लिंग से खेलती है तथा तब भी पुरुष यदि कुछ नहीं कहता तो वह लिंग को मुंह में डाल लेती है अथवा मुंख मैथुन क्रिया आरम्भ कर देती है।

इस प्रकार की नपुंसक नायिका तब औपरिष्टक कर्म (मुख मैथुन) की आठ प्रकार की क्रियाओं (एक के पश्चात् दूसरी) का प्रयोग करती है। ये आठ प्रकार की क्रियाएं इस प्रकार बताई गई है :—

१. निमित्त (The Nominal Congress)

२. पार्श्वतोदष्ट (Biting the sides)

३. बहिःसंदंश (Pressing outside)

४. अन्तःसंदंश (Pressing inside)
५. चुम्बितक (kissing)
६. परिमृष्टक (Rubbing)
७. आम्रचूषितक (Sucking like a mango-fruit)
८. संगर (Swallowing up)

१. निमित्त (The Nominal Congress)– इसमें नायक के लिंग को हाथ में पकड़कर ओठों से धीरे-धीरे रगड़ा जाता है।

२. पार्श्वतोदष्ट (Biting the sides)–इसमें लिंग मुंड को उंगलियों से पकड़कर लिंग के पार्श्व भाग को दांतों तथा होठों से दबाया जाता है।

३. बहिःसंदंश (Pressing outside)–इसमें नायक के कहने पर लिंग-मुंड (सुपारी) को मुख में डालकर होठों से इस तरह दबाया जाता है कि लिंग बाहर सरक जाए।

४. अन्तःसंदंश (Pressing inside)–इसमें लिंग का कुछ और अधिक भाग मुख में डालकर बार-बार भीतर-बाहर किया जाता है।

५. चुम्बितक (kissing)–इसमें लिंग को हाथों से पकड़कर इस प्रकार ओंठों से अधर-चुम्बन की भांति चूमा जाता है।

६. परिमृष्टक (Rubbing)–इसमें 'चुम्बितक' के पश्चात् लिंग को जीभ से सहलाया जाता है तथा सुपारी यानि लिंग मुंड को चूसा जाता है।

७. आम्रचूषितक (Sucking like a mango-fruit)–इसमें लिंग के आधे भाग को मुंह में डालकर आम की भांति चूसा जाता है।

९. संगर (Swallowing up)–इसमें नायक की इच्छानुसार सारे लिंग को मुख में इस प्रकार डाला जाता है जैसे उसे निगलना हो।

मुख-मैथुन के समय भी प्रहरण आदि क्रियाएं भी की जाती है। कामशास्त्र के आचार्यों का कहना है कि इस प्रकार का मैथुन नपुंसक नायिका के अतिरिक्त कुलटा, व्याभिचारिणी तथा मालिश करने वाली स्त्री आदि भी करती है।

आचार्यगण (धर्मशास्त्री) इस प्रकार के मुख-मैथुन को नीच कर्म तथा धर्म-विरुद्ध मानते हैं परन्तु वात्स्यायन कहते हैं कि व्यभिचारी धर्म नहीं मानता, इसलिए वह मुख-मैथुन को अपवित्र नहीं समझता। किन्तु इस प्रकार का कर्म विवाहित स्त्री के साथ नहीं करना चाहिए।

पूर्वी प्रान्त के लोग उन स्त्रियों से सम्भोग तक नहीं करते, जो मुख-मैथुन करती है। अहिच्छत्र के लोग अधिकतर वेश्याओं से सम्भोग नहीं करते, परन्तु जब करते भी हैं तो इस प्रकार का मुख मैथुन नहीं कराते अवध के लोग बिना किसी पवित्रता तथा

अपवित्रता का ध्यान रखे सम्भोग करते हैं। पटना के लोग वेश्यागमन करते हैं लेकिन ये भी मुख-मैथुन नहीं कराते। शौरसेन के पुरुष बिना किसी भेदभाव के सभी प्रकार के मैथुन, चुम्बन आदि करते हैं। उनका कहना है कि स्त्री प्रकृति से ही अस्वच्छ है इसीलिए उसकी पवित्रता, सदाचरण और वचन पर कौन विश्वास कर सकता है, लेकिन इस बात पर उन्हें त्यागा नहीं जा सकता।

धार्मिक-ग्रन्थ स्त्री को पवित्र मानते हैं। इनके मतानुसार, गाय के थन को बछड़ा पीता है और फिर भी थन पवित्र माने जाते हैं। हिरण को कुत्ता मुंह से पकड़ लेता है फिर भी मांस शुद्ध माना जाता है, पक्षी अपनी चोंच से फल को नीचे गिराते हैं फिर भी वह फल शुद्ध माना जाता है इसी प्रकार स्त्री का मुख भी मैथुन के लिए पवित्र माना जाता है।

आचार्य वात्स्यायन ने मुख मैथुन करने वालों का जिक्र भी किया है उनका कहना है कि मालिश करने वाले युवक-युवतियां मुख मैथुन करते हैं। कुछ पुरुष भी एक दूसरे के साथ यही कार्य करते हैं। कभी-कभी स्त्री-पुरुष मिलकर एक दूसरे के साथ मुख-मैथुन करते हैं। इसमें पुरुष स्त्री की योनि और स्त्री पुरुष का लिंग चूसती हैं। यदि स्त्री पुरुष का लिंग चूस रही हो तो उसे 'साधारण' मुख मैथुन कहते हैं और यदि वह अन्य स्त्री की योनि चूस रही हो तो उसे 'असाधारण' मुख-मैथुन कहते हैं। जब स्त्री तथा पुरुष एक-दूसरे के पैरों की ओर सिर करके लेटे हों और मुख-मैथुन कर रहे हों, तब उसे 'काकिला' (Congress of a cow) कहा जाता है।

मुख-मैथुन की इच्छा के कारण ही वेश्याएं कभी गुणवान पुरुष, शूरवीर तथा श्रेष्ठ पुरुषों को छोड़कर नौकरों, महावतों जैसे निम्न पुरुषों से सम्पर्क स्थापित कर लेती है।

विद्वान् ब्राह्मणों, राज्य अधिकारियों और अन्य ऊंचे व्यक्तियों को कभी भी मुख-मैथुन नहीं कराना चाहिए। वात्स्यायन का कहना है कि किसी भी काम को करने के लिए उसकी आवश्यकता तथा शुद्धता का विचार कर लेना चाहिए। कुछ देश या प्रान्त ऐसे भी हैं जहां इस औपरिष्टक-कर्म की परम्परा है तथा इसे स्वास्थ्यप्रद समझा जाता है।

रतिक्रिया-भेद तथा प्रणय-कलह
(Different kinds of Congress & Love Quarrels)

आचार्य वात्स्यायन के मतानुसार पुरुष किस प्रकार स्त्री को रतिक्रिया के लिए तैयार करता है, उन रतिक्रियाओं का वर्णन इस प्रकार दिया गया है—

वात्स्यायन का कहना है कि पुरुष अपने अच्छे घर के शयन कक्ष को फूलों से सजाए, खुशबूदार धूप आदि से उस कमरे को महकावे। पलंग आदि अच्छी तरह से बिछाए। स्नान आदि करके सुन्दर वस्त्राभूषण पहने, हल्की सी मदिरा पिए। जब अभिसारिका नायिका आवे तब मधुर बचनों से उसका स्वागत करते हुए उसे बिठावे और फिर उसे मदिरापान करने का आग्रह करे। अब रसिक नायक नायिका की दायीं ओर बैठे ताकि मदिरा पिलाते हुए सरलता से उसका आलिंगन कर सके। नायक को चाहिए कि बाएं हाथ से पहले नायिका के केशों तथा कमर को सहलाए। ऐसा करते हुए उसका बार-बार आलिंगन करे, उसके आन्तरिक भावों को जगाने तथा कामोत्तेजित करने के लिए मीठी-मीठी बातें करे, प्रेम तथा कामुकता-भरी कहानियां भी उसे सुनाए। कामकलाओं की चर्चा के साथ-साथ संगीत व नृत्य का आयोजन भी होना चाहिए।

इसके पश्चात् फिर मदिरा का दौर आरम्भ करें जिससे नायिका मदोन्मत्त हो जाए। इस प्रकार नायिका जब झूमने लगे तब नायक को चाहिए कि मित्रों तथा अनुचरों को किसी प्रकार विदा कर दे। अब जब नायक तथा नायिका एकान्त में अकेले हों तब नायक आलिंगन, चुम्बन आदि उपक्रियाओं से नायिका को अपनी ओर आकृष्ट करे। फिर दोनों पलंग पर लेट जावें तथा नायक नायिका के कमर-बंद को खोलकर उसे मैथुन के लिए तैयार कर ले। जब नायिका पूर्ण रूप से सम्भोग (रतिक्रिया) के लिए तैयार हो जाए, तभी सम्भोग करना चाहिए।

रतिक्रिया के पश्चात् दोनों अनजान की तरह लज्जा से पलकें झुकाए अलग-अलग कमरों में जाकर स्नान करके कपड़े इत्यादि बदल लें। स्वच्छ तथा स्वस्थ होकर दोनों किसी उचित स्थान पर घनिष्ठ मित्रों की भांति बैठें। नायिका पान लगाकर नायक को अपने हाथों से खिलावे तथा नायक स्वयं नायिका के शरीर पर चन्दन आदि सुगन्धित द्रव्यों को लगावे। फिर नायक नायिका की बायीं ओर बैठकर बांए हाथ से आलिंगन करे और दाएं हाथ से मदिरा पात्र लेकर बहुत मृदु शब्दों से उसे मदिरा पान कराए

अथवा पौष्टिक पेय आदि पीने को दे। दोनों को अपनी-अपनी रुचि के अनुसार चावल तथा मांस का रस, चटनी तथा सलाद के साथ उबला या भुना हुआ मांस, पके हुए आम, चीनी के साथ नारंगी आदि पदार्थ सेवन करने चाहिए क्योंकि ये शक्तिवर्धक होते हैं। नायक को चाहिए कि पहले हर खाने पीने वाली वस्तु को स्वयं स्वाद लेवे फिर अपनी नायिका को अत्यधिक प्यार से खाने को देवे। खाने-पीने के पश्चात् दोनों घर की छत पर खुली चांदनी में चले जाएं ताकि चन्द्रमा की स्वच्छ तथा सुन्दर चांदनी का उन्हें आनन्द मिल सके। यहां उन्हें सुखकर विषयों पर बात करते हुए शान्त हुई काम-वासना को फिर से उत्तेजित करना चाहिए। ताकि दोनों रतिक्रिया (सम्भोग) का भरपूर आनन्द ले सकें। अपनी गोद में लेटी अथवा बैठी हुई नायिका को आकाश में झिलमिला रहे ध्रुव, सप्तर्षि आदि विशिष्ट तारों का सुन्दर प्रदर्शन कराए। इस प्रकार वे रतिक्रिया का आनन्द लेते रहें।

आचार्य वात्स्यायन का कहना है कि रतिक्रिया के पहले या पश्चात् में सुगन्धित द्रव्यों के प्रयोग से तथा मदिरा पान आदि से प्रेम विशेष रूप से बढ़ता है। साथ ही प्रेम रस भरी श्रृंगार रस की बात-चीत कामेच्छा को और भी अधिक उत्तेजित करती है। दोनों प्रेमी यदि वास्तव में एक दूसरे से प्रेम करते हों और बातचीत में कभी-कभी रूठ जाते हों, यदि आपस में मान जाने पर फिर से प्रेम भरी निगाहों से देखते हों तो इससे काम वासना उत्तेजित होती है।

रतिक्रिया की तीन अवस्थाएं होती हैं—

१. प्रारम्भिक,

२. चरम, और

३. अवसान।

कामाभिलाषा के कम-अधिक होने तथा प्रकृति के आधार पर आचार्य लोगों ने रतिक्रिया के सात भेद किए हैं जो इस प्रकार हैं:—

१. रागवत **(Loving Congress)**—जब पुरुष तथा स्त्री एक दूसरे पर प्रथम नजर में मोहित हो जाएं और तब काफी प्रयत्न करने के पश्चात् आपसी मिलन हो पाए अथवा पुरुष कलह करके फिर मेल मिलाप कर ले तब दोनों की सुलह से जो सम्भोग किया जाता है उसे 'रागवत्' कहते हैं।

२. आहार्य राग **(Congress of subsequent love)**—जब पुरुष व स्त्री में प्रेम तो हो गया हो, परन्तु सम्भोग करने की लालसा तीव्र न हुई हो। इस स्थिति में वे परस्पर आलिंगन, चुम्बन आदि करके अपनी काम-लालसा को बढ़ाते है तब सम्भोग करते हैं।

इस क्रिया को 'आहार्यराग' कहते हैं।

३. कृत्रिम राग **(Congress of Artificial love)**—इसमें स्त्री पुरुष का एक

दूसरे के प्रति कोई प्रेम नहीं होता, परन्तु संभोग भी केवल स्वार्थ के लिए किया जाता है। इसमें भी कामेच्छा को उत्तेजित करने के लिए आलिंगन तथा चुम्बन आदि का प्रयोग किया जाता है।

४. व्यवहित राग **(Congress of transferred love)**—जब पुरुष सम्भोग तो किसी स्त्री से करे तथा कल्पना अपनी प्रेमिका की करे, तब उसे 'व्यवहित राग' कहा जाता है।

५. पोटारत **(Congress like that of eunuchs)**—जब पुरुष अपने से निम्न श्रेणी अथवा जाति की स्त्री अथवा नौकरानी से अपनी काम-वासना को शान्त करने के लिए सम्भोग करता है तब उसे 'पोटारत' कहते हैं।

६. खलतर **(Deceitful congress)**—जब कोई गुणसम्पन्न वेश्या किसी गांव के गंवारू पुरुष अथवा कोई सर्वगुण सम्पन्न पुरुष किसी गंवारू स्त्री से सम्भोग करता है तब उसे 'खलरत' कहा जाता है।

७. अयन्त्रितरत **(Congress of spontaneous love)**—इसमें कई बार सम्भोग कर लेने से स्त्री पुरुष का मन आपस में इतना घुल-मिल जाता है कि वे बिना संकोच किए एक दूसरे की कामेच्छा को शान्त करने के लिए सहयोग देते हैं।

प्रणय-कलह **(Love Quarrels)** प्रायः पति को हृदय से चाहने वाली स्त्री पति पर पूर्ण अधिकार चाहती है। वह यह कभी भी सहन नहीं कर सकती कि उसका पति किसी अन्य स्त्री से प्रेम व्यवहार करे। किसी भी स्थिति में वह अपने पति के मुंह से किसी दूसरी स्त्री या सौत का नाम या उसकी गुणचर्चा तक नहीं सुन सकती। यदि पति कोई ऐसी बात करता है तो पत्नी उससे बुरी तरह से नाराज हो जाती है, रूठ जाती है, खीझ उठती है और फिर दोनों में प्रेम-कलह छिड़ जाती है। ऐसी स्थिति में स्त्री चीखती चिल्लाती है, अपने बालों को विखेर लेती है और सिर और गालों को पीटती है, पति को धक्का तक देती है, कोसती है, पृथ्वी पर धड़ाम से बैठकर जेवर आभूषण तथा फूलों के गजरे-वजरे उतार कर फेंकती है और अन्त में रोती पीटती पृथ्वी पर ही लेट जाती है। आचार्य वात्स्यायन कहते है कि ऐसे अवसर पर पुरुष (पति) को चाहिए कि उसे अनुकूल प्यार से और प्रिय वचनों द्वारा शान्त करने तथा अपने को निर्दोष सिद्ध करने की चेष्टा करे। यदि स्त्री तब भी न माने तो उसके पैरों पड़े और उससे बिस्तर पर आने के लिए प्रार्थना करे। उससे क्षमा याचना करे। अपनी बांहों में भर कर उसे बिस्तर पर लाने की चेष्टा करें। प्रणय-कलह में ऐसा सब कुछ करने पर भी स्त्री (पत्नी) एक बात नहीं सुनती और पुरुष (पति) को खूब डांट-फटकार लगाती है, उसकी छाती, पीठ पर दोनों हाथों से धक्के व मुक्के लगाती है। अन्त में अधिक क्रोध आने पर कमरे के द्वार तक जाती है और वहां देहलीज पर बैठकर रोने-बिलखने लगती है। आचार्य दत्तक का कहना है कि रुठ जाने पर भी स्त्री को अपने घर से बाहर कदम नहीं रखना चाहिए,

नहीं तो पति उसे व्यभिचारिणी समझने लगता है।

पत्नी के ऐसे व्यवहार पर पुरुष (पति) को बिस्तर से उठकर उसके पास जाना चाहिए और उसे फिर से मनाना चाहिए। ऐसा करने पर स्त्री का क्रोध धीरे-धीरे शान्त हो जाता है और निःसन्देह वह पुरुष को अब भी फटकार लगाती है किन्तु शीघ्र ही मान भी जाती है और बिस्तर पर आ जाती है। तब पुरुष को चाहिए कि वह उसका आलिंगन चुम्बन आदि करे, उसे प्रसन्न करने की अन्य चेष्टाएं करे जिससे स्त्री सम्भोग के लिए उतावली हो उठे। इस स्थिति में फिर दोनों प्रसन्न होकर सम्भोगानन्द लें। ऐसी प्रलय-कलह केवल विवाहिता स्त्री और विधवा नायिका के लिए उपयुक्त है।

यदि वेश्या नायिका और रखैल नायिका नायक से रूठ जाय तो इन्हें स्वयं नायक के निवास स्थान पर जाकर उसे रुठने का कारण बताना चाहिए और तत्पश्चात् नायक को छोड़कर अपने घर लौट आना चाहिए। नायक को ऐसी नायिकाओं के पैरों नहीं पड़ना चाहिए और न ही क्षमा याचना करनी चाहिए बल्कि अपने विट, विदूषक, पीठमर्द आदि सहायकों या नौकरों की सहायता से नायिकाओं को समझाना बुझाना चाहिए।

यदि पुरुष (नायक) चौंसठ काम कलाओं में प्रवीण है तो वह स्त्री (नायिका) को बड़ी सरलता से अपने वश में करने में समर्थ हो जाता है। अन्यथा वह धर्म, अर्थ और काम किसी की भी प्राप्ति नहीं कर सकता और न ही नायिका को अपने वश में कर सकता है इस काम-विद्या की सभी-विद्वान, धूर्त और वेश्या आदर करते हैं और इस विद्या को बन्दिनी (पूजनीय), सुभगा अथवा सर्वप्रिय सिद्धा (सफलता प्रदान करने वाली) सभगकारिणी (शरीर का सौंदर्य बर्द्धन करने वाली) तथा नारी प्रिया के नामों से पुकारते हैं।

पत्नी का हृदय-जीतना और मैथुन-आनन्द
(Creating confidence in wife & congress joy)

विवाहोपरान्त पत्नी जब अपने पति के घर आगमन करती है तो वह अनजान, अनुभवहीन, मासूम, भोली-भाली तथा अपरिचित अतिथि के रूप में होती हैं। अतः पति को चाहिए कि वह सर्वप्रथम नवविवाहिता पत्नी के साथ अपना परिचय बढ़ाए। उसके मन को समझने की चेष्टा करे तथा उसमें प्रेम-भाव पैदा करने तथा उसका हृदय-जीतने का प्रयत्न करे। इससे पत्नी संकोच छोड़कर मैथुन-क्रीड़ाओं तथा रति सुख के लिए अधिक-से-अधिक सक्रिय भाग ले सकेगी।

प्रथम तीन दिन तक दोनों को ब्रह्मचर्य का पालन करना चाहिए, सात्विक भोजन करना चाहिए तथा पृथ्वी पर शयन करना चाहिए। तत्पश्चात् सात दिनों तक विधिपूर्वक स्नान, श्रृंगार व भोजन अथवा संगीत नाटक आदि देखना चाहिए। विवाह के अवसर पर आए हुए सगे-सम्बन्धियों, मित्र-सज्जनों आदि का यथायोग्य आदर भाव करना चाहिए।

अब दसवीं रात को पति मृदुल-वचनों से तथा अपने प्रेम-भावों से नई नवेली पत्नी में विश्वास जमाने की चेष्टा करें तथा उसकी लाज-शर्म को दूर भगाने का प्रयत्न करे। आचार्य वात्स्यायन के अनुसार पति को अपनी पत्नी से ब्रह्मचर्य का पूरा ध्यान रखते हुए प्रेम-भरी बातें करते रहना चाहिए। स्त्री फूल के समान कोमलांगी होती है अतः उसके अनुकूल ही काम क्रियाओं को कोमलता से प्रयोग में लाना चाहिए।

पत्नी का हृदय जीत लेने पर पति आलिंगन, चुम्बन आदि क्रियाओं का प्रयोग कर सकता है। पहले-पहल अंधेरे में ही आलिंगन करना चाहिए। इससे वह कम लज्जा का अनुभव करेगी। बाद में अभ्यस्त हो जाने पर जब उसकी लज्जा दूर हो जाए तो एकान्त में उजाले में भी उसका आलिंगन किया जा सकता है। स्मरण रहे कि नई पत्नी शुरू-शुरू में अपने गुप्तांगों का स्पर्श या आलिंगन सहन नहीं कर सकती। परस्पर मेल-जोल बढ़ जाने पर भरपूर यौवन का उद्घाटन करते हुए सभी अंगों का चुम्बन, आलिंगन खुले रूप में किया जा सकता है।

पति-पत्नी के परस्पर मिल-जुल जाने पर पत्नी-पति के सम्मुख पान, सुपारी, फूल माला इत्यादि प्रस्तुत करे। उसके मांगने पर बिना बोले ही उसके दुपट्टे को बांध दे। इस प्रकार पान आदि लेते समय पति उसके स्तनों का स्पर्श करे। यदि इस क्रिया का पत्नी

विरोध करे तो पति को यह शर्त रखनी चाहिए कि यदि वह उससे आलिंगन करेगी तो वह उसके स्तनों को नहीं छुएगा। इसे यदि पत्नी मान जाए तो पति उसका आलिंगन करे और अपनी छाती से उसके स्तनों को दबाए। उसकी पीठ, कमर, कांख और नाभि आदि को हाथों से सहलाए। इसके पश्चात् उसे अपनी गोद में लेकर धीरे-धीरे उसके सारे शरीर को हाथों से सहलाए। उसके स्तन-चूचुकों को विधिपूर्वक मसलकर उनमें सनसनाहट पैदा करे। उसका चुम्बन करे और उसके अधर को प्रेमपूर्वक चूसे। इस प्रकार की लीलाओं से उसकी कामेच्छा को जगाने और उत्तेजित करने की चेष्टा करे।

प्रथम रात्रि तक ऊपर लिखित क्रियाओं तक ही सीमित रहना चाहिए। दूसरी और तीसरी रात्रि को जब पत्नी पर्याप्त खुल जाए तो पति को उसके समस्त शरीर पर हाथ फेरना उचित होगा। उसे उसके स्तनों, जांघों और योनि के ऊपरी भाग को बार-बार सहलाना चाहिए। सर्वप्रथम पत्नी की पीठ और कमर को चूमे। फिर उसकी जांघों को हाथों से पकड़कर कोमलता से दबाए। तत्पश्चात् उसकी जांघों के जोड़ों को सहलाए इसके साथ ही पत्नी को चुम्बन करके और उसकी चूचियों को मसल-मसल कर हंफा देवे। जब जांघों को सहलाने से पत्नी को कुछ-कुछ सुख मिलने लगे तो पति को चाहिए कि उसकी योनि को सहलाना शुरू कर दे। फिर उसके शरीर को दबाने के बहाने उसका नीचे का वस्त्र पेटीकोट लहंगा आदि खोल दे और फिर धीरे-धीरे उसकी जांघों और योनि को सहलाए।

विवाहोपरान्त पत्नी जब तक एक बार ऋतुमती न हो जाए उसके साथ सम्भोग नहीं करना चाहिए। सम्भोग (मैथुन) के लिए पत्नी को शारीरिक और मानसिक तैयारी आवश्यक होती है। यदि पत्नी मैथुन के लिए तत्पर न हो तो पति को किसी प्रकार की जोर जबरदस्ती नहीं करनी चाहिए। ऐसी परिस्थिति में पत्नी को चौंसठ काम कलाओं का अध्ययन कराना चाहिए। अपने प्रति पूरा विश्वास पैदा करने की चेष्टा करनी चाहिए और यदि उसके मन में सपत्नियों या अन्य किसी स्त्री के बारे में किसी प्रकार की आशंका या भय हो तो उसे दूर करने का प्रयत्न करना चाहिए। सम्भोग उसी समय करना चाहिए जब वह (पत्नी) इसके लिए प्रत्येक तरह से तैयार हो और उसकी पति के प्रति लज्जा आदि भी समाप्त हो जाये। सम्भोग या रति-क्रिया भी इस ढंग से करनी चाहिए कि नव-वधू को किसी प्रकार की घबराहट या किसी प्रकार का भय प्रतीत न हो। यदि पति अपनी नव-वधू की कोमल भावनाओं को ध्यान में रखते हुए प्रेम और विश्वास को पा लेता है और वह पत्नी के हृदय को जीत लेता है। आचार्य वात्स्यायन का कहना है कि ऐसे पति की वह सदा के लिए हृदय से दासी बन जाती है। प्रेम-कला में दक्ष, सुखकर और मनोहर विधियों को जानने वाला पुरुष स्त्री के प्रेम और विश्वास को पा लेता है और उसके मन को जीतकर उसका प्रिय बन जाता है। दूसरी ओर जो पुरुष स्त्री की लज्जाशीलता के कारण उसकी उपेक्षा करता है वह उसकी दृष्टि में मूर्ख होता है। जो पुरुष बिना हृदय-

मिलाए और नववधू की मनोभावनाओं को समझे बिना उसके स्वभाव के प्रतिकूल उसके शरीर पर बलपूर्वक अधिकार करने की चेष्टा करता है उससे स्त्री घृणा और द्वेष ही करती है। पति के प्रेम और सहानुभूति को पाकर स्त्री निराशा और चिन्ता के सागर में डूबने उतरने लगती है।

आचार्य वात्स्यायन के निम्न श्लोक में स्त्री की अधीरता, आकुलता, अशान्ति और उदासीनता का वर्णन किया गया है। ऐसी स्थिति में वह या तो एकाएक समस्त पुरुष जाति से घृणा करने लग जाती है या फिर पति से बदला लेने की भावना से वह अपने शरीर को अन्य पुरुषों को समर्पित कर देती है अर्थात् व्यभिचारिणी हो जाती है—

"सा प्रीति योगमप्राप्ता तेनोद्वेगेन दूषिता।
पुरुषद्वेषिणी वा स्याद् विद्विष्टा वा ततोऽन्यगा।।"

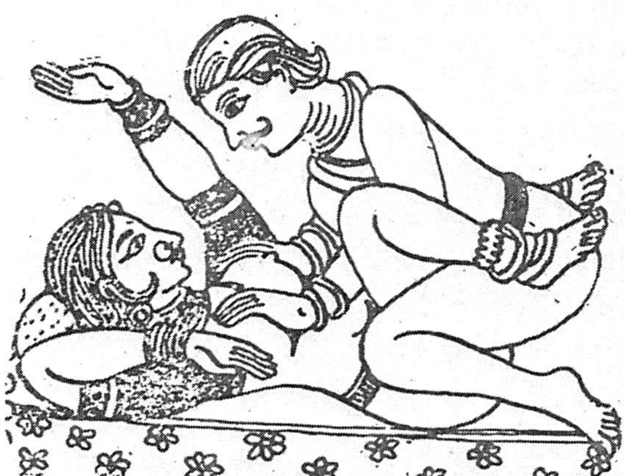

रसिक-नायक तथा परनारीगमन

(About the love of persons in authority for wives of the other men)

धार्मिक-शास्त्र तथा जनसाधारण ने परनारीगमन कर्म का विरोध किया है। दोनों इस काम को बुरा मानते हैं लेकिन आचार्य वात्स्यायन का कहना है कि अर्थ तथा काम की प्राप्ति के लिए परनारीगमन (wife of other man) तथा केवल काम शान्ति के लिए वेश्यागमन किया जाता है। किन्तु वात्स्यायन के मतानुसार पहले रसिक नायक को निम्न सब बातों का अच्छी प्रकार ज्ञान लेने के पश्चात् ही परनारीगमन करना चाहिए।

(क) स्त्री विशेष सरलता से मिल सकती है या नहीं,

(ख) उसके समागम में कोई दोष या भय तो नहीं है,

(ग) वह किसी ऐसे वर्ग या जाति की तो नहीं, जो शास्त्र वर्जित हो।

(घ) उसके समागमन में कुछ धन लाभ भी मिल सकता है अथवा नहीं, और

(ङ) उसके लिए मन में इतना प्रेम या लगन है कि उसके न मिलने से प्राण तो नहीं चले जाएंगे इत्यादि।

यदि परनारी के लिए पुरुष की स्थिति मरने की सी हो जाए तो केवल प्राणों की रक्षा के लिए ही उससे संसर्ग अथवा सम्भोग किया जा सकता है।

सूत्रकारों ने ऐसी काम अवस्थाओं का वर्णन इस प्रकार किया है:—

(१) स्त्री को प्रथम दृष्टि से देखने से अनुराग या आसक्ति भाव का पैदा होना।

(२) उसके लिए मन में आसक्ति-भाव का स्थायी होना,

(३) हर पल उसी के बारे में सोचते रहना,

(४) दिन-रात उसी के बारे में सोचते रहना और नींद न आना,

(५) नींद के न आने से शरीर का दुर्बल पड़ जाना,

(६) शरीर के दुर्बल हो जाने से किसी भी कार्य में मन न लगना,

(७) लज्जानाश के कारण किसी के भी सामने अपनी प्रेमकहानी कहते रहना,

(८) उस स्त्री के प्रेम में पागल-सा हो जाना,

(९) उसके वियोग में कभी-कभी मूर्छित हो जाना, और

(१०) ऐसी दशा में उसके बिना प्राणों का बने रहना भी असम्भव सा हो जाना

इत्यादि।

उपरोक्त दस अवस्थाओं के संस्कृत नाम इस प्रकार दिए गए हैं—कोष्ठों में अंग्रेजी नाम भी दिए गए हैं :—

(१) चक्षु: प्रीति (Love of the eye)

(२) मन:संग (Attachment of mind)

(३) संकल्पोत्पत्ति (Constant reflection)

(४) निद्राच्छेद (Destruction of sleep)

(५) तनुता (Emanciation of the body)

(६) विषय व्यावृत्ति (Turning away from objects of enjoyment)

(७) लज्जाप्रणाश (removal of shame)

(८) उन्माद (Madness)

(९) मूर्च्छा (Fainting)

(१०)मरण (Death)

विद्वानों का मत है कि परनारीगमन से पूर्व उसके चेहरे और शारीरिक चिह्नो से इन बातों का पता लगा लेना चाहिए—

(१) उसकी आदतें (शील),

(२) उसकी सच्चाई (सत्य),

(३) उसका चरित्र (शौच),

(४) उसकी प्राप्ति (सरलता से प्राप्य है या नहीं), और

(५) चण्डवेगता (कामेच्छा की प्रबलता) इत्यादि।

आचार्य वात्स्यायन का कथन है कि चेहरे या शारीरिक चिह्नों से नारी के स्वभाव, चरित्र और व्यवहार इत्यादि का उचित रूप से पता नहीं लग सकता है इसलिए इन सब बातों का पता उसकी चेष्टों (हाव-भाव) उसके आचरण और रहन-सहन से लगाना चाहिए।

आचार्य गोणिकापुत्र का विचार है कि स्त्रियां प्राय: साफ और सुन्दर कपड़े पहनने वाले पुरुषों पर रीझती हैं और पुरुष प्राय: सुन्दर और बन-ठन कर रहने वाली स्त्रियों की ओर आकर्षित होते हैं किन्तु कई एक कारणों से कामुक होते हुए भी उनका परस्पर संयोग नहीं हो पाता।

निम्नलिखित कारणों से स्त्री अपने पति के सिवाय और किसी भी पर-पुरुष की ओर नहीं झुकती जैसे :—

(१) पति के लिए अनुराग और प्रेम के कारण,

(२) छोटे-छोटे बाल बच्चों के कारण,

(३) बड़ी आयु हो जाने के कारण,

(४) किसी गहरे धक्के के कारण,

(५) पति के सदैव साथ रहने के कारण,

(६) नायक की ओर से अवज्ञा या सन्देह के कारण,

(७) नायक को पाने में कई प्रकार की कठिनाइयों के कारण,

(८) प्रेमी के स्थायी न रहने की आशंका के साथ-साथ किसी दूसरी प्रेमिका को पा लेने इसे छोड़ देने के भय के कारण,

(९) प्रेमी के किसी और स्त्री से प्रेम हो जाने की आशंका के कारण,

(१०) प्रेमी द्वारा प्रेम रहस्य प्रकट कर देने की आशंका के कारण,

(११) प्रेमी हर बात में अपने मित्रों की सलाह लेता है, इस प्रेम के लिए भी उन्हीं (मित्रों) से सलाह लेने की आशंका के कारण

(१२) दिखावा करता है प्रेम-आदि नहीं करेगा, इस भय के कारण,

(१३) इस भय के कारण कि पता लग जाने पर पति इसका कठोर बदला लेगा,

(१४) मृगी अर्थात् छोटी योनि वाली स्त्री को अश्व या वृष अर्थात् बड़े लिंग वाले पुरुष से होने वाली योनि-पीड़ा आदि के भय के कारण,

(१५) चौंसठ कलाओं में निपुण नायक से प्रेम करने में होने वाली लज्जा के कारण,

(१६) चले आ रहे मित्रता के नाते या व्यवहार में अब नया प्रेम-सम्बन्ध कायम करने में होने वाली लज्जा के कारण,

(१७) देश और काल का विचार न रखने वाले नायक से प्रेम करने पर अनादर होने की आशंका के कारण,

(१८) लोगों में नायक के लिए आदर न होने के कारण,

(१९) संकेतों द्वारा किसी बात को न समझ सकने वाले प्रेमी के महामूर्ख होने के कारण,

(२०) हस्तिनी नायिका अर्थात् बड़ी योनि वाली स्त्री को शश नायक अर्थात छोटे लिंग वाले पुरुष से विषय-सुख के बिल्कुल न होने की शंका के कारण,

(२१) कहीं किसी प्रकार से अपने कारण प्रेमी का शारीरिक या आर्थिक अनिष्ट हो जाने की शंका के कारण,

(२२) अपने शरीर की किसी बीमारी या किसी अपनी और खराबी के कारण,

(२३) सम्बन्धियों को मालूम हो जाने पर घर से बाहर निकाल दिए जाने के भय से,

(२४) कम आयु का होने पर भी प्रेमी के बूढ़ा दिखाई देने के कारण,

(२५) इस सम्भावना के कारण कि प्रेमी परीक्षा के लिए कहीं पति का भेजा हुआ न हो, और

(२६) धार्मिक वृत्ति होने से पाप या अधर्म न करने की भावना के कारण।

रसिक नायिक को चाहिए कि उक्त कारणों से जो कारण अपने में या अपनी प्रेमिका में देखे उसे या उन्हें दूर करने की चेष्टा करे। यथा नायिका का पति प्रेम, उसका बच्चों के प्रति स्नेह, उसकी बड़ी आयु का होना, उसके अन्त:करण की भावना आदि कारणों को नायिका की कामवासना भरपूर उत्तेजित करके दूर करने की चेष्टा करे। यदि नायिका को यह सन्देह हो कि पुरुष उससे निम्न वर्ग का है तो उसके इस भाव को अपनी चतुरता और आचरण से दूर करे। इसके अतिरिक्त यदि स्त्री की विमुखता का कारण नायक पर अविश्वास है तो उसे पूरा विश्वास दिलाकर दूर करना चाहिए।

निम्नलिखित नायक स्त्रियों को सरलता से जीत लेते हैं:–

(१)काम-शास्त्र का पंण्डित,
(२) कुशल कहानी-कहने वाला,
(३) बचपन का सहयोगी,
(४) सुन्दर युवक,
(५) खेल का साथी,
(६) स्त्री की प्रत्येक बात को शौक से सुनने व मानने वाला,
(७) मितभाषी (नाप तोल कर बोलने वाला),
(७) स्त्री की चाही हुई सभी चीजों को लाकर देने वाला,
(९) किसी प्रेमी का भूतपूर्व दूत,
(१०) रहस्य जानने वाला, (मर्मज्ञ)
(११) अनेक अच्छी स्त्रियों की कामना का केन्द्र,
(१२) नायिका की सहेलियों का गुप्त-मित्र,
(१३) ऐश्वर्य में प्रसद्धि,
(१४) स्त्री के साथ पालित-पोषित,
(१५) कामुक पड़ोसी,
(१६) कामी नौकर,
(१७) आया की लड़की का प्रेमी या पति,
(१८) नया जामाता,
(१९) नाटक आदि का प्रेमी,
(२०) बाग में घूमने या पिकनिक आदि करने का शौकीन।
(२१) पैसा खर्च करने में उदार,
(२२) 'वृष' प्रकार का नायक,
(२३) साहसी प्रतापी और प्रबल,
(२४) विद्या, रूप, ऐश्वर्य, काम-क्रिया में पति से बढ़कर,
(२५) शान-मर्यादा से रहने वाला।

जिस तरह प्रत्येक पुरुष को स्त्रियों पर विजय पाने की विशेष विधियों तथा योग्यताओं का ज्ञान होना चाहिए, उसी तरह पुरुष को उन स्त्रियों के लक्षणों की भी जानकारी होनी चाहिए। निम्न लक्षणों वाली स्त्रियां सरलता से अपनाई जा सकती हैं :—

(१) जो प्रायः अपने घर के बाहरी द्वार पर खड़ी होकर आने-जाने वाले लोगों को देखती रहे।

(२) जो घर की छत पर से लोगों को देखती रहें।

(३) जो पड़ोस में होने वाली स्त्री गोष्ठियों में, जहां बहुत से युवा पुरुष भी सम्मिलित हों, प्रायः सम्मिलित होने की प्रवृत्ति वाली हो।

(४) जो अनजान पुरुषों को बड़ी चंचलता से देखती हो।

(५) जो अनजान पुरुषों के देखने पर बहुत चपलता दिखाए।

(६) जिसके पति ने बिना किसी कारण के दूसरी शादी कर ली हो।

(७) जो अपने पति से घृणा करती हो।

(८) जिसका पति उससे घृणा करता हो।

(९) जो स्वभाव से ही व्यभिचारिणी हो।

(१०) जो बांझ हो।

(११) जो प्रायः मायके में ही रहती हो।

(१२) जिसकी सन्तान न बचती हो।

(१३) जो परपुरुष से जान पहचान बढ़ाने के लिए स्वयं तत्पन्न रहती हो।

(१४) अभिनेताओं और नर्तकों की स्त्रियां।

(१५) भोग-विलास चाहने वाली गरीब औरत।

(१६) बहुत से देवरों वाली स्त्री।

(१७) पति को निकम्मा (घटिया) और अपने को सुन्दर समझने वाली।

(१८) जिसे अपनी कला-कौशल पर गर्व हो और जिसका पति बहुत साधारण सीधा-ाधा हो।

(१९) जिसकी एकाध सगाई होकर टूट गई हो।

(२०) जिसका स्वभाव अपने प्रेमी जैसा हो।

(२१) जो सदा परपुरुष का पक्ष लेती हो।

(२२) जिसके पति ने बिना किसी अपराध के अपमान किया हो।

(२३) जो अपनी सौतों से अपमानित की गई हो।

(२४) जिसका पति अक्सर प्रदेश में रहता हो।

(२५) जिसका पति गन्दा रहने वाला तथा शक्की दिमाग का हो।

(२६) निर्दय, नपुंसक, कायर, डरपोक, कूबड़े, बौने और बूढ़े की स्त्री।

(२७) जौहरी की स्त्री।

(२८) शहर में आई देहाती स्त्री।

सुन्दर सुगठित सौष्ठव शरीर वाले और बहुत सलीके से कपड़े पहनने वाले युवा पुरुषों को देखकर किसी भी स्त्री का उसकी ओर आकर्षित हो जाना स्वाभाविक है। गहरा प्यार, पक्का विश्वास, और अंतरंग परिचय हो जाने पर सम्भोग के लिए उत्कंठा होने लगती है, लालसा बढ़ने लगती है। किन्तु कई एक कारणों से, देश और काल के समुचित न होने से उसके मन में विमुखता आ जाती है, उदासीनता आ जाती है। इसलिए नायक को चाहिए कि उस समय बहुत चतुरता और सावधानी से तर्कों और युक्तियों द्वारा उसे आश्वासन दे, समझाए-बुझाए और उसके मन पर विजय प्राप्त करने की चेष्टा करे।

आचार्य वात्स्यायन के अनुसार जो नायक अपनी क्षमता और सामर्थ्य को देखकर नायिका की कामेच्छा को जताने वाले संकेतों और लक्षणों को ध्यान में रखते हुए और विपरीत या बाधक कारणों को दूर करते हुए किसी नायिका को प्राप्त करने की चेष्टा करता है वह अपने लक्ष्य में अवश्य सफल होता है।

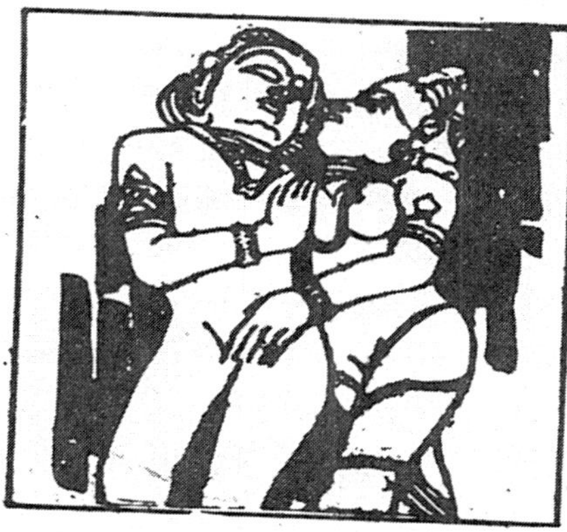

परिचय और प्रेम-सम्बन्ध

(About making acquaintance efforts to gain her over)

काम-शास्त्र के आचार्यों का मत है कि कन्या-नायिका किसी दूती के द्वारा वश में नहीं की जा सकती। उसे प्राप्त करने के लिए स्वयं नायक को प्रयत्न करना चाहिए किन्तु परस्त्री को वश में करने के लिए दूती का सहारा लिया जाना चाहिए। आचार्य वात्स्यायन कहते हैं कि यदि अपना प्रयत्न करने पर सफलता प्राप्त होने की संभावना हो तो दूती को काम में लाने की अपेक्षा अपने प्रयत्नों को ही प्रधानता देनी चाहिए। अपने प्रयत्न विफल हो जाने पर ही दूती का प्रयोग करना चाहिए। जो स्त्रियां अपने चरित्र से पहली बार भ्रष्ट होती हैं और जिनकी नायक के साथ निस्संकोच खुली बात-चीत होती है उनसे प्रेम-संबंध जोड़ने के लिए स्वयं प्रयत्नशील रहना चाहिए। अन्य परस्त्रियों को पाने के लिए दूती का प्रयोग किया जा सकता है।

यदि नायक को नायिका के लिए स्वयं प्रयत्न करना हो तो उसे चाहिए कि सर्वप्रथम नायिका से परिचय बढ़ाए। यह परिचय या तो बिना किसी विशेष प्रयत्न के अपने घर में, प्रेमिका के घर में या आस-पड़ोस में ही कहीं भी किया जा सकता है और अथवा फिर इसके लिए विंशेष मेहनत करनी पड़ती है। किसी मित्र, सम्बन्धी अफसर या वैद्य-डाक्टर आदि के घर या व्याहशादी यज्ञ-उत्सव या उद्यानगमन आदि के अवसरों पर परिचय किया जाता है। प्रथम परिचय पर नायक को चाहिए कि नायिका की ओर प्यार भरी आंखों से देखे, अपने बालों को बार-बार सहलाए और संवारे, अपने शरीर के अंगों को धीरे-धीरे मनोभावों को प्रदर्शन करने वाले विशेष तरीकों से सहलाए, उंगली में पहनी हुई अंगूठी को बार-बार देखे और अपने निचले होंठ को उंगलियों से दबाये। यदि नायिका भी उत्तर में उसकी ओर बार-बार देखे तो नायक को चाहिए कि अपने विशेष मित्रों को सम्बोधित करके भिन्न-भिन्न प्रकार की प्रेम कहानियां सुनाए और अपने बारे में परिचयात्मक बात-चीत करे ताकि नायिका को उसके उदार चरित्र का परिचय मिल सके। उसके रसिक होने का पता लग सके। अथवा अपने किसी मित्र की गोद में सिर रखकर लेटे-लेटे अंगड़ाइयां ले, अपने अंगों को इधर-उधर हिलाए, कटाक्ष करे, कानाफूसी करे, कान लगाकर सुने कि वह (नायिका) क्या बोल या कह रही है, और किसी बच्चे अथवा अन्य पुरुष को लक्ष्य करके बहाने से अपनी मनोभावना को ऐसा

विशेष अंदाज के साथ नायिका पर व्यक्त करने का यत्न करे। उसे चाहिए कि वह नायिका को संकेतों द्वारा अपनी कामेच्छा जताए जिसे नायिका के अतिरिक्त और कोई न समझ सके। यथा किसी बच्चे को गोद में लेकर उसका आलिंगन और चुम्बन बार-बार करे। उसकी ठोड़ी को अपनी उंगलियों से पकड़कर ऊपर नीचे हिलाते हुए उसे प्यार करे। नायक को ऐसा व्यवहार देश-काल के अनुसार ही करना चाहिए।

यदि नायिका किसी बच्चे को गोद में लिए हो तो नायक को चाहिए कि उसे खिलाने लगे। उसके साथ स्वयं खेलने लग जाए, उसे खेलने को खिलौने लाकर दे, फिर वापिस ले और फिर लौटा दे, ऐसे ही देर तक उसके साथ खेलता रहे, उसे प्यार और दुलार करता रहे। बच्चे के माध्यम से नायक को नायिका से बात-चीत प्रारंभ करनी चाहिए और उसके अन्य परिचितों से भी जान-पहचान बढ़ाने की चेष्टा करनी चाहिए। इस प्रकार उसे नायिका के घर जाने-आने का अवसर प्राय: मिल जायेगा। नायिका के घर जाकर ऐसा प्रकट करे जैसे नायिका के समीप होने का उसे कुछ भी पता नहीं और मित्र से तरह-तरह की काम-कला संबंधी बातें करे, जिसे नायिका सुने और स्वत: ही उसकी ओर आकृष्ट हो।

इस प्रकार नायिका से जान-पहचान हो जाने पर उससे घनिष्ठता बढ़ाने के लिए अपनी कुछ वस्तुएं उसके पास सुरक्षित रखने के लिए उससे अनुरोध करते हैं। इनमें से कोई-न-कोई चीज लेने के बहाने नायक नायिका के घर जाए। कुछ विशेष त्यौहारों पर उससे इत्र-सुपारी यदि नायक नायिका को दे तो वह स्वीकार कर ले। अपनी घरेलू गोष्ठियों में भी नायक उसे निमंत्रित करे और अपनी पत्नी या पत्नियों का स्थान देकर उसे सम्मानित करे। ऐसा करने से नायिका को विश्वास होने लगेगा कि नायक उससे वास्तव में प्यार करता है। इसके अतिरिक्त नायिका से बार-बार मिलने के लिए नायक को चाहिए कि जौहरी तथा रंगरेज आदि से होने वाले उसके सारे काम स्वयं करे। ऐसा करने से नायिका के घर में जाने तथा देर तक वहां बैठे रहने का बहाना मिल जाएगा, जिससे वह उससे खुल कर मिल सकेगा तथा किसी को किसी प्रकार का सन्देह भी नहीं होगा। इस तरह नायिका को जब यह विश्वास हो जाए कि नायक उसके सभी प्रकार के कार्यों को करने में माहिर है तो वह स्वयं भी उसे कोई काम करवा देने के लिए अनुरोध करेगी। इस प्रकार नायक को नायिका से मिलने के अवसर मिलते ही रहेंगे।

अब यदि नायिका अपने मनोभावों को एक विशेष अभियान से भरे हाव-भावों तथा संकेतों द्वारा नायक को जताने की चेष्टा करें तो नायक को चाहिए कि उसके साथ कन्या-नायिका को अपनाने में केवल इतना अन्तर है कि कन्या-नायिका के लिए बड़े सूक्ष्म ढंग से प्रयत्न करना पड़ता है। क्योंकि उसे अभी पुरुष के संसर्ग का अनुभव नहीं होता।

अब यदि नायिका अपने हाव-भावों और संकेतों द्वारा उसके प्रस्ताव को मान ले तो नायक को चाहिए कि उसकी कोई वस्तु (निशानी) स्वयं ले ले, और अपनी कोई वस्तु उसे यादगार के तौर पर दे दे। उसे चाहिए कि अपना कीमती सुवासित दुपट्टा

उसके शरीर पर रख दे, फूलों की माला उसके गले में डाल दे, उसके हाथ से उसकी अंगूठी उतार कर स्वयं पहन ले और उसके हाथ से पान लेकर खाए। अगर नायिका को किसी सामाजिक गोष्ठी में जाना हो तो उसे चाहिए कि वह नायिका से उसके केशों में लगे फूलों को मांगे।

इस तरह धीरे-धीरे कोशिश तथा परिश्रम करते हुए उसे परकीया नायिका के संकोच को दूर करना चाहिए। फिर इसके पश्चात, परिचय तथा घनिष्ठता बढ़ जाने पर उसे अकेले में मिलने का अनुरोध करे। एकान्त में मिलने पर उसका आलिंगन-चुम्बन करे और उसके मुंह में अपने ओंठों का पान डाले तथा स्वयं भी उसके मुंह से पान लेवे। इस तरह काम-इच्छा की उत्तेजना पर उसके स्तनों तथा उसकी योनि आदि को अपने हाथों से सहलाए तथा उसे अपने प्रेमपाश में बांध कर, सम्भोग करने को तत्पर करे।

नायक को एक ही घर में दो परकीया नायिकाओं को अपनाने की कोशिश नहीं करनी चाहिए। क्योंकि इसमें रहस्य खुल जाने का भय रहता है। यदि उसके घर में कोई ऐसी स्त्री हो जिसे परपुरुष गमन का अत्यधिक अनुभव हो तो उसे कोई उपहार आदि देकर अपने वश में कर ले अन्यथा वह पोल खोल देगी। यदि नायक देखे कि उसकी प्रेमिक़ा का पति उसी घर में किसी दूसरी स्त्री से प्रेम का सम्बन्ध रखता है तो उसे उस घर में अपनीं प्रेमिका के साथ कभी नहीं शयन करना चाहिए।

आचार्य वात्स्यायन के मतानुसार, अपने विचारों और अपने निर्णयों पर पूरा तथा पक्का विश्वास रखने वाले बुद्धिमान नायक को कभी भूलकर भी ऐसी नायिका से सम्बन्ध रखने की चेष्टा नहीं करनी चाहिए जो गुप्त-प्रेम से डरती हो तथा जो हर बात में सन्देह रखती हो जो बदनामियों से भी डरती हो तथा शस्त्रधारियों की देखरेख में रहती हो।

नायिका के मनोभावों का अनुमान

(Examination of the state of a woman's mind)

नायिका से संबंध करने के लिए नायक को उसके मनोभावों की आवश्यक जानकारी कर लेना अत्यावश्यक होता है। नायिका के मनोभावों का उचित अनुमान लगाकर ही उसके साथ संबंध बढ़ाए जा सकते हैं। कई स्त्रियां कोमल स्वभाव की होती हैं किन्तु अन्दर से गम्भीर होने के कारण अपनी मानसिक इच्छा बाह्य रूप से प्रकट नहीं होने देती। ऐसी स्त्रियों के मनोभावों का अनुमान उनकी चेष्टाओं या उनके व्यवहार से लगाना चाहिए। यदि नायिका नायक की चेष्टाओं को समझकर भी सम्भोग के लिए तैयार नहीं होती तो उसे वश में करने के लिए मध्यस्थ की सहायता लेनी चाहिए। यदि वह मध्यस्थ आदि की भी न सुने लेकिन फिर उससे संपर्क स्थापित करने की चेष्टा करती है तो समझना चाहिए कि अभी उस (नायिका) ने कोई पक्का निश्चय नहीं किया है और उसका मन चंचल है। डावांडोल हैं। ऐसी नायिका प्रायः कुछ और अधिक प्रयत्न करने से वश में की जा सकती है। एक बार नायक के प्रस्ताव को ठुकरा कर यदि फिर अब की बार पहले से कहीं अधिक श्रृंगार करके नायक के सामने आए तो नायक को उसे अपने वश में करने के लिए पुनः प्रयत्न करना चाहिए। यदि नायिका एकान्त में मिलती है तो नायक को समझ लेना चाहिए कि थोड़ी-सी जोर-जबरदस्ती करने से काम बन जायेगा।

यदि नायिका नायक की प्रणय-याचना की ओर बिल्कुल भी ध्यान नहीं करती, उसके प्रस्ताव को ठुकरा देती है और उससे नहीं मिलती किन्तु आत्माभिमान और नायक के गौरव या मान के कारण उसके प्रस्ताव को स्पष्टतः अस्वीकार भी नहीं करती तो ऐसी नायिका को अपने वश में करने के लिए नायक को पर्याप्त चेष्टा और कठोर परिश्रम करना पड़ता है। अथवा ऐसी नायिका को उस दूती की सहायता से अपनाया जा सकता है जो उसकी बातों को अच्छी तरह से समझती हो।

यदि नायिका नायक की प्रार्थना को शुष्क और अनादर वाले शब्दों के साथ अथवा गाली-गलौच देकर ठुकरा दे तो उसे अपनाने का प्रयत्न ही नहीं करना चाहिए। किन्तु जो नायिका पहले गालियां देकर फटकार दे और बाद में नायक को प्रसन्न करने की चेष्टा करे तो ऐसी नायिका को सिद्ध करने के लिए या अपनाने के लिए पुनः चेष्टा करनी चाहिए।

यदि नायक नायिका का कोई अंग छुए और स्त्री उसके मनोभावों को न जान पाए तो समझना चाहिए कि वह धीरे-धीरे प्रयत्न करने से वश में आ जाएगी।

यदि दोनों निकट लेटे हों, तो नायक सोने का बहाना करके नायिका के ऊपर हाथ रखे और यदि नायिका भी सोने का बहाना करके हाथ एक ओर हटा दे तो समझना चाहिए कि प्रयत्न करने पर वह वश में आ जायेगी। यदि वह हाथ बिल्कुल न हटाए तो फिर पुरुष नायक को आलिंगन करने का प्रयत्न करना चाहिए।

यदि स्त्री स्वयं ही पुरुष को एकान्त निर्जन स्थान में बुलाती है तो समझना चाहिए कि स्त्री स्वयं नायक से सम्भोग करना चाहती है।

कुछ नायिकाएं ऐसी होती हैं जो अपने प्रेमियों के प्रस्ताव को शीघ्र ही स्वीकार कर लेती हैं। ऐसी नायिका के मनोभावों की जानकारी (अनुमान) इन लक्षणों से की जा सकती है :—

(१) जो एकान्त में अपने स्तनों आदि को दिखाती हो।

(२) जिसके हाथों, पैरों और मुंह पर पसीना आता हो।

(३) जो प्रेमी के प्रस्ताव करने से पूर्व ही अपने हाव-भाव प्रदर्शित करती हो।

(४) जो अस्थिर और कांपती हुई आवाज में बातचीत करती हो।

(५) जो अपने प्रेमी के सिर की और जांघों की मालिश करने के लिए बहुत लालायित रहती हो।

(६) जो नायिका अपने प्रेमी की मालिश करते समय शीघ्र ही कामातुर हो जाती हो, कामातुरता के कारण एक हाथ से तो मालिश करती जाय और दूसरे हाथ से नायक के अंगों को अपनी अभिलाषा प्रकट करने के लिए दबाये, और इस प्रकार दबाने इत्यादि से रोमांचित होकर अन्ततः नायक से आलिंगन कर लेती हो।

(७) जो अपने हाथ को नायक की जांघों पर ऐसे ढंग से रखे जैसे कि बहुत गहरी नींद में सो रही हो।

(८) जो नायक को दबाते या सहलाते समय अपना माथा उसकी जांघों पर रख दे और यदि वह अपनी जांघों के जोड़ों दबाने के लिए कहे तो किसी तरह का विरोध न करे, बल्कि अपना एक हाथ देर तक वहां रखे रहे, और यदि नायक उसके उसी हाथ को अपनी जांघों में दबा ले तो उसे हटाने में जल्दी न करती हो।

(९) जो इस प्रकार नायक के प्रस्तावों को स्वीकार करके दूसरे दिन फिर अंग मसलने या सहलाने के लिए आ जाती हो।

परस्त्री के साथ संबंध स्थापित करने के लिए पहले उसके मनोभावों को जानना अत्यावश्यक है।

सूत्रकारों के मतानुसार सर्वप्रथम नारी से परिचय कर लेना आवश्यक होता है। उसके पश्चात् बातचीत करनी चाहिए। इसी बीच में उसके आचरण की और उसके मनोभावों

की परीक्षा कर लेनी चाहिए ताकि काम-इच्छा और उसके मनोभावों का पूरा अनुमान लग सके। ऐसा सब करने के पश्चात् नायक को बिना संकोच के उसे अपनाने का प्रयत्न करना चाहिए। प्रथम-मिलन में ही अपने मनोभावों को कई प्रकार के संकेतों से प्रकट कर देने वाली स्त्री को शीघ्र ही सफलतापूर्वक अपनाया जा सकता है और जो स्त्री पुरुष के गुप्त संकेतों का उत्तर स्पष्ट रूप में अपनी कई प्रकार की चेष्टाओं से दे उसे भी मैथुन या रति के लिए अधीर समझना चाहिए। ऐसी नायिका सरलता से सिद्ध की जा सकती है और रति आनन्द के लिए तैयार की जा सकती है।

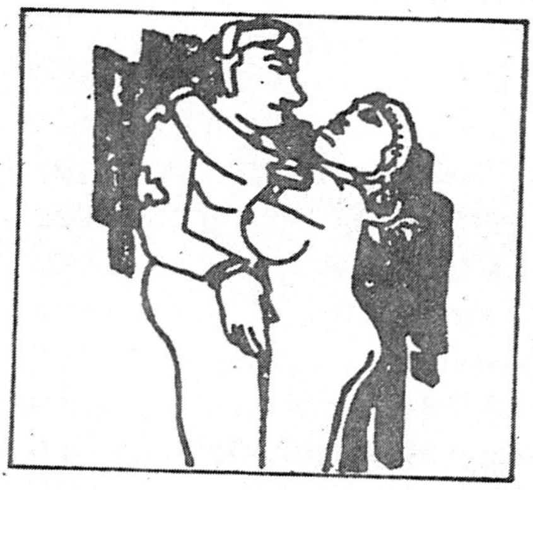

राजाओं तथा रानियों की रंगरलियां

(About The Royal Men & Women Sexual Games)

राजाओं की रंगरलियां—

राजा और मंत्री किसी साधारण नागरिक के घर में नहीं जा सकते, क्योंकि उनके एक-एक काम को प्रजा देखती रहती है और उसी का अनुकरण भी करती है। अतः उन्हें ऐसा कोई काम नहीं करना चाहिए जिसकी निन्दा होती है।

गांव की औरतों को गांव के मुखिया-प्रधान, लगान वसूल करने वाले या नम्बरदार द्वारा सरलता से वश में किया जा सकता है। जब वे धान कूट रही हों, खाना पका रही हों, अनाज भंडार में काम कर रही हों, घर में कोई चीज निकाल रही हों या कोई अन्य प्रकार का काम कर रही हों, तब उन्हें बहकाया जा सकता है और उनके साथ सम्भोग किया जा सकता है।

इसी तरह राजा का पशु-अधिकारी चारवाहे की पत्नी से, राजा का सूत कातने का प्रधान सूत कातने वाली विधवाओं, अनाथ स्त्रियों और सन्यासिनियों से, नगर अधिकारी प्रमिकाओं के गुप्त रहस्य जानने पर उनसे और वाणिज्य अधिकारी अनाज खरीदने-बेचने वालों की पत्नियों से सरलता से सम्भोग कर लेते हैं।

सामान्यतः राजधानी या बड़े नगर में कृष्ण पक्ष की अष्टमी, वसंत पूर्णिमा या चांदनी रात को स्त्रियां नगर प्रधान के घर की स्त्रियों से खेल-खेलने अन्तःपुर जाती हैं। खेल के पश्चात् वे उन रानियों से मिलती हैं जिनसे उनका परिचय होता है और वहां बहुत रात तक बातें करने, खेलने-खाने के पश्चात् घर लौटती हैं। ऐसे अवसरों पर राजा अथवा नगर प्रमुख की दूती मनोवांछित स्त्री को अच्छी-अच्छी वस्तुएं दिखाने के बहाने अलग ले जाती है और पूर्व निर्धारित स्थान पर राजा अथवा नगर-प्रमुख से मिला देती है। दूती यह विश्वास दिलाती है कि इस मिलन को उन तीनों के अतिरिक्त कोई चौथा नहीं जानेगा। यदि स्त्री न माने तो राजा अथवा नगर-प्रमुख स्वयं उसके पास जाए, उसे सुन्दर-सुन्दर उपहार देकर विदा करे।

इसी प्रकार दूती अनेक विधियों से मनोवांछित स्त्री को राजा से मिलाती है।

निम्नलिखित व्यक्तियों की पत्नियों को राजा या अन्य अधिकारी सरलता से फांस लेते हैं—

(१) नौकरी की तलाश में इधर-उधर भटकने वाले।
(२) राज्य के ऊंचे अधिकारियों से सताये जाने वाले।
(३) कचहरी में मुकदमा हार जाने की संभावना से बेचैन होने वाले।
(४) अधिक धन एकत्रित करने की इच्छा रखने वाले।
(५) दूसरों को अकारण ही कष्ट पहुंचाने की इच्छा रखने वाले, और
(६) राजा या उच्च अधिकारियों की कृपा चाहने वाले व्यक्ति, इत्यादि।

राजाओं के लिए निषेध— राजा को चाहिए कि वह किसी के घर में कदापि कामवासना की पूर्ति हेतु न जाए कोट्टराज्य (गुजरात) का राजा आभीर अपनी प्रेमिका के लिए एक बनिये के घर में घुस गया था। उसके भाई ने एक धोबी को नियुक्त कर राजा को मरवा डाला था। इसी प्रकार काशीराज जयसेन जब प्रधान सईस के घर में उसकी पत्नी से प्रेम कर रहा था, तभी प्रधान सईस ने उसे मार डाला।

कुछ अन्य ऐसे देश हैं जहां राजा को दूसरों की स्त्रियों से सम्भोग करने की छूट है वहां की प्रथा ही इस प्रकार की है। आंध्र में नव-विवाहित स्त्री विवाह के दसवें दिन उपहार आदि लेकर राजा के अन्तःपुर में जाती है। जहां राजा उससे सम्भोग करके उसे विदा करता है। वत्सगुल्म (दक्षिण) राज्य में सामन्तों के अन्तःपुर की स्त्रियां रात को राजा के पास जाती है और उसकी कामना पूरी करती है। विदर्भ में राजा के अन्तःपुर की स्त्रियां गांव की सुन्दर स्त्रियों को अपने पास बुलाकर पन्द्रह दिन या महीने-भर टिकाती हैं और रात को राजा के पास सम्भोग के लिए भेजती हैं। अपरान्त (पश्चिमी सीमावर्ती प्रदेश) में लोग अपनी सुन्दर पत्नियां राजा और सामन्तों को भेंट स्वरूप देते हैं। सौराष्ट्र में भी स्त्रियां अलग-अलग अथवा समूह में राजा के साथ सम्भोग करने अन्तःपुर जाती हैं।

ऊपर बताए गये उदाहरणों से स्पष्ट होगा कि कैसे राजा-सामन्तगण अपनी काम-वासना तृप्त करते हैं। किन्तु आचार्य वात्स्यायन के मतानुसार जो राजा अपनी प्रजा का हितैषी हो, उसे इन विधियों का उपयोग अपनी काम तृप्ति के लिए कदापि नहीं करना चाहिए। चूंकि जो अपने छः शत्रुओं (काम, क्रोध, मद, मोह, लोभ और मत्सर) पर विजय पा लेता है वही विश्व-विजयी हो सकता है।

रानियों की रंगरलियां—

रानियां अन्तःपुर में रहती हैं। अन्तःपुरु की रानियों और अन्य औरतों को किसी परपुरुष से मिलने नहीं दिया जाता। चारों ओर कड़ा पहरा लगा रहता है। उनका एक ही पति होता है जो सब को सन्तुष्ट भी नहीं कर पाता। इसीलिए उन स्त्रियों की काम-लालसा शांत नहीं हो पाती । तब वे अपनी काम-तृप्ति के लिए अनेक विधियां अपनाती हैं।

वे अपनी आया की लड़की, सहेली, या नौकरानी को पुरुषों के कपड़े पहनाती

हैं और उन पर कृत्रिम लिंग लगाती है, जैसे केला, तुम्बी, ककड़ी आदि। तब वे उससे मैथुन करवाकर अपनी काम तृष्णा शांत करती हैं। वे बिना दाढ़ी-मूंछ के पुरुष के समान लगने वाले नपुंसकों के साथ भी सोती हैं।

राजा भी अपनी रानियों की काम-लालसा शांत करने के लिए कृत्रिम लिंग लगाकर एक ही रात में अनेक स्त्रियों के साथ सम्भोग करता है। किन्तु जिसे वह वास्तव में प्रेम करता है और उस रात जिसकी बारी होती है उसके साथ स्वाभाविक रूप से सम्भोग करता है। यह प्रथा पूरब में है।

स्त्रियों की भांति पुरुष भी अपनी काम-तृष्णा शांत करने से लिए हस्त-मैथुन, पशु-मैथुन या गुदा-मैथुन करते हैं।

अन्तःपुर की स्त्रियां कभी-कभी रात को अपनी नौकरानी की सहायता से लुक-छिपकर अच्छे पुरुष भी मंगा लेती हैं। ऐसी नौकरानियां बाहर के युवा पुरुषों से मित्रता बढ़ाती हैं और उन्हें बाताती हैं कि अमुक रानी से सम्पर्क करने में क्या-क्या लाभ हो सकते हैं। ये नौकरानियां महल के गुप्त रास्ते, पहरेदारों की बदली का समय आदि सभी बातें जानती है जिनसे वे पुरुषों को अन्तःपुर में बिना किसी भय के ला सकें।

आचार्य वात्स्यायन कहते हैं कि पुरुषों को कभी अन्तःपुर में नहीं जाना चाहिए, क्योंकि इसमें भय बना रहता है। परन्तु यदि ऐसा करना आवश्यक हो जाये तो उसे आने-जाने के सभी रास्तों को भली प्रकार देख लेना चाहिए। वह पहरेदारों से मिले और यह बहाना बनाए कि अन्तःपुर की अमुक नौकरानी से उसे प्रेम है। नौकरानी को बताये कि वह उससे प्रेम का बहाना बनाकर अमुक रानी से मिलना चाहता है।

अन्तःपुर में सामान्यतः इन स्थितियों में घुसा जा सकता हैः

(१) जब सामान आदि बाहर भेजा जा रहा हो।

(२) महल की सवारी जा रही हो।

(३) त्यौहार, उत्सव में स्त्रियां महल में आ-जा रही हों।

(४) नौकरानियां एक महल से दूसरे महल में जा रही हों।

(५) पहरेदार ड्यूटी बदल रहे हों।

(६) राजघराने के लोग-वन-विहार या यात्रा पर जा रहे हों या वहां से लौट रहे हों।

(७) जब राजा लम्बी यात्रा पर गया हो।

अन्तःपुर की स्त्रियां भी एक-दूसरे के रहस्य को जानती हैं इसलिए वे एक-दूसरे को सहायता देती रहती हैं। वे आपसी हेल-मेल से औरों को भी पर-पुरुष गमन के लिए उकसाती हैं और इस प्रकार वे लगातार अपनी कामतृष्णा को शान्त करती रहती हैं।

कई प्रदेशों में अपने-अपने रीति-रिवाजों के अनुसार स्पष्ट रूप से पर-पुरुष गमन की लीलाएं भी सूत्रकारों ने वर्णन की हैं। ये लीलाएं इस प्रकार हैं—

अपरान्त (पश्चिमी सीमान्त) राज्य में रानियों के महलों पर कड़ा पहरा नहीं रहता, अतः रानियां अपने मन चाहे नायकों को अन्तःपुर में बुला लेती हैं और उनके साथ सम्भोगानंद लेती हैं।

वत्सगुल्म राज्य में युवक-नागरों को अपनी दासियों द्वारा स्त्री वेश भूषा में भीतर बुलवाकर रानियां उनके साथ मैथुन-क्रिया करती हैं।

आभीर प्रांत में रानियां अन्तःपुर के क्षत्रिय (राजपूत) पहरेदारों के साथ सम्भोग लीलाएं करती हैं।

विदर्भ में युवाराजकुमारों (सौत पुत्रों) के साथ सम्भोग कर रानियां अपना काम चलाती हैं।

स्त्री-राज्य में रानियां अन्तःपुर में आ-जा सकने वाले अपने संबंधियों के साथ सम्भोग, सुख लेती हैं। वे बाहर के पुरुषों से मेल जोल नहीं रखतीं।

गौड़-राज्य की रानियां ब्राह्मणों, अपने संबंधियों और नौकर चाकरों के साथ सम्भोग लीलाएं करती हैं।

सिन्धु देश (सिन्ध) की रानियां अपने पहरेदारों, महल के कर्मचारियों और महल में आने-जाने वाले दूसरे पुरुषों से ताल मेल बनाकर सम्भोग आनन्द प्राप्त करती हैं।

हिमाचल में निडर नायक पहरेदारों को रिश्वत आदि देकर महल में घुसकर रानियों की काम-वासना तृप्त करते हैं।

अंग, वंग और कलिंग में राजधानी के ब्राह्मण रानियों को पुष्प आदि देने के बहाने अन्तःपुर में जाते हैं। रानियां उनसे परदे में होकर बातचीत करती हैं और इसी हेर-फेर में रानियां अपना सिलसिला बना लेती हैं और उन्हीं से सम्भोग करती हैं।

प्राच्य-राज्य में नौ-दस रानियां एक साथ मिलकर किसी प्रचण्ड कामी पुरुष नायक को छिपाकर महल में रखती हैं। और अपनी काम-तृष्णा उससे सम्भोग करके शान्त करती है। कामतृप्ति के पश्चात् उसे सुरक्षित बाहर पहुंचा देती हैं।

इस प्रकार से महलों में रहने वाली रानियों की लीलाएं होती हैं और वे आनन्द लेती हैं।

जिस प्रकार पुरुष दूसरे की स्त्री को फंसाते और भ्रष्ट करते हैं उसी तरह उनकी पत्नियों को भी दूसरे पुरुष भ्रष्ट करते हैं। इसीलिए अपनी पत्नी के आचरण की रक्षा के लिए पति को चाहिए कि वह ऐसे सभी कारणों को दूर करने की कोशिश करे जिनसे उनके भ्रष्ट होने की सम्भावना हों।

कामशास्त्र के कुछ आचार्यों का मत है कि अन्तःपुर में नियुक्त करने से पूर्व पहरेदारों की कड़ी परीक्षा ले लेनी चाहिए। वे ऐसे होने चाहिए कि जो स्त्रियों के रूप और जवानी के सामने अपने कर्तव्य पर दृढ़ रहने वाले हों। गोणिका पुत्र का मत है कि केवल ऐसे व्यक्तियों को ही पहरेदारों के काम के लिए नियुक्त करना चाहिए जो किसी भी प्रकार

के लोभ, भय और रूप आदि के सामने अपने कर्तव्य से विचलित न होते हों। गोनर्दीय के मत में बहुत ही धार्मिक प्रवृत्ति के व्यक्तियों को पहरे के काम पर लगाना चाहिए क्योंकि ऐसे आदमी कभी विश्वासघात नहीं करते, आचार्य वात्स्यायन का मत है कि धार्मिक पुरुष भी भय के कारण अपने कर्तव्य से भ्रष्ट हो सकते हैं, इसलिए ऐसे व्यक्तियों को नियुक्त चाहिए जो धार्मिक होने के साथ-साथ निडर हों और साहसी हों।

कई एक कारणों से स्त्रियों के भ्रष्ट होने की संभावना रहती है, जिनमें से कुछ ये हो सकते हैं—

(१) पति से अधिक ईर्ष्या रखती हो।
(२) यदि स्त्री दुष्चरित्रा स्त्रियों की संगति में रहती हो।
(३) यदि स्त्री को गरीबी के कारण खाने और कपड़े आदि का कष्ट रहता है।
(४) ऐसे स्त्री-गोष्ठियों में सम्मिलित होना जहां गंदी बातचीत होती हो और शराब-बराबर पी जाती हो।
(५) यदि घर में स्त्री पर निगरानी या नियंन्त्रण रखने वाला कोई न हो।
(६) यदि स्त्री का पति स्वयं दुराचारी हो।
(७) यदि स्त्री बिना नियन्त्रण के, स्वतंत्र होकर दूसरे पुरुषों से ताल-मेल रखती हो।
(८) यदि पति प्रायः परदेश में या यात्रा पर रहता हो।
(९) यदि पति स्थायी रूप से ही परदेश में रहने लगा हो।

उपरोक्त ज्ञान से पुरुष दुराचारिणी स्त्रियों से बच सकता है।

इन विधियों का दुरुपयोग करके दूसरों के चरित्र को भ्रष्ट करने का प्रयत्न कभी नहीं करना चाहिए।

सौंदर्य वर्धन तथा वशीकरण

(Personal adornment and on subjugating the hearts of others)

कामसूत्र में वर्णित कामतृप्ति के तरीकों से यदि कोई व्यक्ति सफलता प्राप्त नहीं कर पाता तो उसे अन्य तरीकों का प्रयोग करना चाहिए। इस अध्याय में मुख्यत : हम विभिन्न औषधियों का वर्णन कर रहे हैं जिन्हें आचार्य वात्स्यायन के काल में उपयोगी माना गया था, किन्तु पाठकों से हमारा अनुरोध है कि अब आधुनिक काल में इनका प्रयोग तभी किया जाय जब अच्छे अनुभवी और विवेकशील वैद्य की सलाह ले ली गई हो। यहां हम इन विधियों की चर्चा इसलिए कर रहे हैं क्योंकि आचार्य वात्स्यायन के कामसत्र में इनका उल्लेख किया गया है।

दूसरों को अपनी ओर आकर्षित करने और काम-कला में सफल होने के लिए निम्न चार बातें मुख्य हैं :—

१. रूप—स्त्री या पुरुष का बाह्य शारीरिक सौंदर्य देखकर कोई भी उसकी ओर आकर्षित हो सकता है। प्रथम दर्शन में शारीरिक सौंदर्य ही देखा जाता है।

२. गुण—नायक और नायिका के गुणों का वर्णन हम पहले कर चुके हैं। यदि कोई बहुत सुन्दर न भी हो, परन्तु उसमें गुण हों तो वह सरलता से आकर्षण केन्द्र हो सकता है।

३. वय—नायक या नायिका का युवावस्था में होना आवश्यक है। रूप और गुण होते हुए भी यदि कोई वृद्ध है तो उसके प्रति काम-लालसा पैदा नहीं होगी, क्योंकि वृद्ध शरीर काम की पूर्ति नहीं कर सकता।

४. त्याग—यहां त्याग के अर्थ उदारता के हैं। जो व्यक्ति उदार है, इच्छा होने पर मनचाहा खर्च कर सकता है, पैसे को दांत से पकड़ता, वही काम-कला में सफल हो सकता हैं।

सौंदर्य वृद्धि के विभिन्न तरीके

वात्स्यायन के कामसूत्र में सौंदर्य बढ़ाने के लिए अनेक तरीके बताए गए हैं। उनमें से मुख्य नीचे दिए गए हैं :—

(१) तगर, कूट और तालीसपत्र को पानी के साथ पीसकर शरीर पर लेप लगाने से शरीर का सौंदर्य बढ़ता है।

(२) तगर, कूट और तालीसपत्र का बारीक चूर्ण बनाया जाय और कपड़े की बत्ती बनाकर उस पर लगाया जाय, फिर इस बत्ती को अक्षतेल में भिगोकर उससे मानव-कपाल में अंजन बनाया जाय। इस अंजन को आंख में लगाने से स्त्रियां उसकी ओर आकर्षित होती हैं।

(३) पुनर्नवा, सहदेवी, सारिवा, कुरटक और उत्पल से तैयार तेल की मालिश करने से सौंदर्य बढ़ता है।

(४) इन्हीं वस्तुओं का चूर्ण माला पर छिड़ककर उसे पहनने से स्त्रियां माला पहनने वाले की ओर आकर्षित होती हैं।

(५) पद्म, उत्पल तथा नागकेशन को सुखाकर, उसका चूर्ण तैयार करके शहद के साथ चाटने से चेहरा कमल की तरह खिल जाता है।

(६) उपरोक्त चीजों को तगर, तालीस और तमालपत्र के साथ मिलाकर उबटन बनाकर शरीर पर लेप करने से शरीर सुन्दर हो जाता है।

(७) स्वर्णमंजूषा में मोर या ताराक्षु की आंख रखकर उसे कलाई अथवा बांह पर पहनने से आकर्षण बढ़ता है।

(८) बदरमणि और शंखमणि को अथर्ववेद में उल्लिखित धारषयोग से मंत्रित करके पहनने से पुरुष की ओर सभी आकर्षित होते हैं।

वेश्या-पुत्री **(Daughter of a courtesan)**—वेश्या अपनी युवा-पुत्री को साल भर तक रसिक जनों की नजरों से दूर कर देती हैं। इससे रसिकजन उसे पाने के लिए लालायित हो जाते हैं और उनमें अधिक से अधिक धन देने की होड़ लग जाती है। तब जो सबसे अधिक धन देने को तैयार होता है उसे वेश्या अपनी पुत्री को सौंप देती है। इस प्रकार वेश्या लोगों को अपनी युवा लड़की के प्रति आकर्षित करती और खूब धन कमाती है। साल भर तक संसर्ग न करने से युवा लड़की का सौंदर्य और भी बढ़ जाता है।

चतुर वयस्क वेश्या अपने घर पर सुन्दर और मालदार लड़कों को बुलाती है, जो वहां वेश्या की युवा पुत्री के साथ खेलते हैं और मनोरंजन करते हैं। साथ ही वह अपनी पुत्री का चरित्र भी बचाकर रखती हैं। जब अनेक युवक इस वेश्या पुत्री की ओर आकर्षित हो जाते हैं और उससे मैथुन करना चाहते हैं, तब वेश्या कह देती है कि जो सबसे अधिक धन देगा वही इस लड़की के साथ संभोग करने का अधिकारी होगा। इस प्रकार वेश्या मनोवांछित धन पाकर किसी ऐश्वर्यवान धनी सुन्दर युवक द्वारा अपनी लड़की का शील भंग करा देती है। और अनेक बार वेश्या कम धन पाकर भी यही बताती है कि उसे अधिक धन मिला है। इससे लड़की का मूल्य और बढ़ता है।

कई बार चतुर वेश्या किसी युवक से अपनी पुत्री का कौमार्य भंग तो करा देती

है किन्तु अपने आप उससे अनजान बने रहने का बहाना करती है। जब लड़की का कौमार्य भंग हो जाता है, तब वह अदालत में जाकर मुआवजे की फरियाद करती है। इस प्रकार वह सीधे सादे अमीर युवक से दोनों तरफ से धन लूटती है।

पूर्वी प्रदेशों में वृद्ध वेश्या अपनी नौकरानी या पुत्री की सहेली की सहायता से ही पुत्री का कौमार्य भंग करा देती है और तब उसे वेश्यावृत्ति में लगा देती है। वेश्यावृत्ति में लाने का नियम इस प्रकार है। जो व्यक्ति पहली बार वेश्या-पुत्री से संभोग करे, उसी के साथ वेश्या-पुत्री सालभर तक पत्नी की तरह रहे और तब उसके बाद वेश्यावृत्ति चलाए। सालभर के पश्चात् भी यदि कभी वह व्यक्ति उस वेश्या पुत्री को संभोग के लिए बुलाए, तो वह बिना धन के लालच के उसके पास स्वयंमेव जाये।

इससे वेश्या-पुत्री का सौभाग्य बढ़ता है, सौंदर्य और आकर्षण बढ़ता है और वह अन्य रसिकजनों की नजरों में ऊंची उठती है।

यही सारी बातें नर्तकियों और नटनियों की पुत्रियों पर भी लागू होती है। अन्तर केवल इतना है कि इनका संसर्ग वही व्यक्ति करे, जो इनके पेशे में सहायक हो सके।

बशीकरण

आचार्यों ने वशीकरण के भी अनेक उपायों का उल्लेख किया है। यहां हम कुछ मुख्य उपायों का वर्णन कर रहे हैं:—

१. धतूरा, काली मिर्च और पिप्पली का चूर्ण बनाकर उसे शहद में मिलाकर लिंग पर लेप किया जाय। फिर उसे साफ करके संभोग करने से पुरुष कामुक-से-कामुक स्त्री को सन्तुष्ट कर सकता है।

२. वायु से उड़ाया तेज पत्र, मृतक के शरीर से उतारी माला और मोर की हड्डी का चूर्ण बनाकर स्त्री के सिर या पुरुष के पैर पर छिड़कने से वशीकरण होता है।

३. स्वाभाविक रूप से मृत मादा गिद्ध की हड्डियों और आंवले के चूर्ण को शहद में मिलाकर शरीर पर लगाने से स्त्री को वश में किया जा सकता है।

४. वज्रस्नुही और खैर की लकड़ी पर गन्धक और मनःशिला का लेप करके सात बार सुखा लें। फिर उसका चूर्ण बनाकर शहद में मिलाएं। इसे लिंग पर लगाकर संभोग करने से स्त्री वश में हो जाती है।

५. इसी को यदि रात्रि में जलाया जाए और इससे जो धुआं उठे, उसके बीच से यदि स्त्री चांद देखे तो उसे चांद सुनहरा दिखाई देगा।

६. इसी को यदि बन्दर के मल में मिलाकर किसी स्त्री के सिर पर छिड़का जाय तो स्त्री तत्काल वश में आ जाती है।

७. आम की गुठली के तेल में बच के टुकड़े भिगोयें और उन्हें शीशम के तने पर छेद करके भर दें। इसे फिर छः महीने बाद निकालें और उसका लेप बनाएं। इस लेप को लगाने से शरीर का सौंदर्य इतना बढ़ जाता है कि स्त्रियां स्वयं ही आकर्षित

होने लगती हैं। गंधर्व भी स्त्रियों को आकर्षित करने के लिए यही विधि अपनाते हैं।

८. प्रिजंगु पुष्प को तगर में मिलाकर उसे सहकार तेल में भिगो दें और फिर नागकेशर के पेड़ पर छोटा-सा छिद्र बनाकर उसमें रख दें। छः महीने पश्चात् उसे निकालें और उसका लेप करें। इससे सौंदर्य वृद्धि होती है।

९. ऊंट की हड्डी के चूर्ण को भृंगराज रस में इक्कीस भावनाएं देकर सुखा लें। फिर इसका अन्तधूर्म अंजन तैयार करके रख लें। इस अंजन के प्रयोग से वशीकरण होता है।

१०. इसी प्रकार बाज, गिद्ध और मोर की हड्डी से भी चूर्ण बनाकर वशीकरण के लिए प्रयोग में लाया जाता है।

काम-वेग बढ़ाने के उपाय तथा काम-तुष्टि के विभिन्न प्रयोग

(The ways of exciting desire and miscellaneous experiments for sex-satisfaction)

काम-वेग बढ़ाने की विधियां और योग—

(१) उच्चटा की जड़, चव्य और मुलहटी का चूर्ण बनाकर चीनी मिले दूध में घोलकर पीने से पुरुष में सांड के समान मैथुनशक्ति आ जाती है।

(२) मेढ़ा या बकरे के अण्डकोष को दूध में पकाकर और उसमें चीनी डालकर पीने से मनुष्य की पुंसत्व शक्ति बढ़ती है।

(३) बिदारीकन्द, क्षीरिका और स्वयंगुप्ता को दूध और चीनी के साथ मिलाकर पीने से भी पुंसत्व शक्ति बढ़ती है।

(४) इसी प्रकार प्रियास के बीज (चिरौंजी), मोरठा (ईख की जड़) और बिदारीकंद को दूध के साथ लेने से मनुष्य की पुंसत्व शक्ति सांड की भंति हो जाती है।

(५) श्रृंगाटक (सिंघाड़ा), कषेरुक, मधूलिका (मछआ) और क्षीरकाकौसी को मिलाकर, उसे दूध, घी और चीनी के साथ पकाकर पीने से पुरुष एक बार में ही अनेक स्त्रियों के साथ रमण कर सकता है, ऐसा आचार्यों का कहना है।

(६) इसी प्रकार भाषकमलिनी (उड़द) को भिगोकर, उसके छिलके निकालने के पश्चात् घी में भूनकर ऐसी गाय के दूध में पकाया जाय, जिसका बछड़ा बड़ा हो गया हो, तब उसमें शहद और घी मिलाकर खाने से अनेक स्त्रियों के साथ रमण करने की शक्ति आ जाती है।

(७) बिदारीकंद और स्वयंगुप्ता के चूर्ण में चीनी, शहद और घी मिलाकर उसे गेहूं के आटे के साथ गूंथें। फिर उसकी पूरियां तलें। इन पूरियों के खाने से अनेक स्त्रियों से मैथुन करने की शक्ति आ जाती है।

(८) चावलों में चटक (गौरैया) के अण्डकोष के रस की भावना देकर, उसके दूध में खीर बना लें। इस खीर को शहद और घी के साथ खाने से अनेक स्त्रियों के साथ सम्भोग करने की शक्ति आ जाती है।

(९) तिल के छिलके निकालकर उन्हें चटक के अण्डकोष के रस की भावना दें।

फिर उन्हें शृंगाटक, कसेरुक और स्वयंगुप्ता के चूर्ण तथा गेहूं और उड़द के आटे में मिलाकर दूध, घी और चीनी के साथ पकावें। इस तरह जो पाक बनेगा उसके सेवन से अनेक स्त्रियों के साथ रमण किया जा सकता है।

(१०) दो-दो पल घी, शहद, चीनी और मधुक (मुलहठी), एक कर्ष मधरसा और एक प्रस्थ दूध का पाक वास्तव में अमृत के समान होता है। इससे आयु बढ़ती है, बुद्धि बढ़ती है और वीर्य बढ़ता है।

(११) छोटी पिपली का चूर्ण और मधुक को शतावरी और श्वदष्टा (गोखरू) के कषाय में मिलायें और फिर गाय के दूध में अथवा बकरी के दूध से बने घी में पकाकर काढ़ा बना लें। बसंत ऋतु में इस काढ़े को प्रतिदिन पीने से आयु, बुद्धि और वीर्य बढ़ता है।

(१२) शतावरी, गोखरू और श्रीपर्णीफल का चूरा बनाकर उसे चोगुने पानी में पकाकर काढ़ा बना लें। इसके भी उपरोक्त जैसे गुण हैं।

(१३) जौ, आटा और गोखरू का चूर्ण बराबर मात्रा में मिला लें। इसे प्रातःकाल लेने से बल, बुद्धि और वीर्य बढ़ता है।

आचार्य वात्स्यायन कहते हैं कि जो व्यक्ति बल, बुद्धि और वीर्य को बढ़ाने के लिए उत्तम औषधि लेना चाहता है उसे चाहिए कि वह आयुर्वेद, अथर्वेद और तन्त्र शास्त्र का अध्ययन करे या जो तन्त्र शास्त्र का ज्ञाता हो उससे शिक्षा प्राप्त करे। केवल उन औषधियों अथवा योगों का सेवन करे जो काफी समय से प्रयोग करने पर लाभकारक सिद्ध हो गए हों। जिन्हें सज्जन उचित समझते हों और ब्राह्मण तथा मित्रों द्वारा अच्छे माने जाते हों।

काम-तुष्टि के विभिन्न प्रयोग

अनेक बार ऐसा होता है कि पुरुष में कामवेग कम हो जाता है और वह स्त्री को संतुष्ट करने के लिए कृत्रिम साधनों का उपयोग समय और परिस्थितियों तथा रुचि के अनुकूल किया करता है।

यदि पुरुष का लिंग खड़ा न होता हो अथवा खड़ा होने पर भी ढीला रहता हो तो पहले वह हाथ से रगड़कर उसे दृढ़ करे। इससे लिंग दृढ़ होने के साथ-साथ काम-लालसा भी बढ़ेगी और तब सम्भोग करने से वह स्त्री को अच्छी तरह से सन्तुष्ट कर सकेगा।

यदि स्त्री चण्ड वेग वाली हो और पुरुष सामान्यतः उसे संतुष्ट न कर पाता हो तो उसे चाहिए कि सम्भोग करने से पहले वह स्त्री की योनि में अपनी दो उंगलियां डालकर सहलाए। इससे स्त्री का काम-वेग बढ़ेगा और उसकी योनि गीली होने लगेगी। अन्त में जब वह पर्याप्त कामोत्तेजित हो जाय, तब पुरुष उससे सम्भोग करे। इस प्रकार करने से स्त्री शीघ्र ही सन्तुष्ट हो जाएगी।

यदि पुरुष वृद्ध हो, या थक चुका हो अथवा अत्यधिक मैथुन कर चुका हो और

तब उसका लिंग खड़ा न होता हो, तो पहले वह मुख-मैथुन कराकर उसे दृढ़ करा ले और फिर सम्भोग करे। इससे वह और स्त्री दोनों सन्तुष्ट हो जाएंगे।

इसके अतिरिक्त स्त्री को सन्तुष्ट करने के लिए बनावटी कृत्रिम लिंगों का प्रयोग किया जाता है। ये लिंग सोने, चांदी, तांबे, लोहे, हाथी दांत अथवा अन्य धातु के बने होते हैं। बाभ्रव्य का कहना है कि जस्ते और शीशे के लिंग शीतल और अच्छे होते है। आचार्य बाभ्रव्य का कहना है कि कृत्रिम लिंग स्त्री की रुचि के अनुसार चुना जाना चाहिए। कृत्रिम लिंग लकड़ी का भी हो सकता है।

कृत्रिम लिंग कैसा हो ?

कृत्रिम लिंग का आकार प्राकृतिक लिंग के बराबर होना चाहिए। उसका अगला भाग खुला रहना चाहिए और उसकी बनावट ऐसी होनी चाहिए कि वह लिंग पर फिट हो जाए। ये भी अनेक प्रकार के होते हैं—

१. यदि लिंग धातु के दो टुकड़ों का बना हो तो उसे 'संघाटी' कहते हैं ["The couple" (Sanghati) is formed of two armlets]

२. यदि तीन-चार या अधिक टुकड़ों का बना हो तो उसे 'चूड़क' कहते हैं। ["The Bracelet" (chudaka) is made by joining three of more armlets, until they come-up to the required length of the lingam]

३. यदि एक ही टुकड़े का हो और वह लिंग पर लपेटा जाए तो उसे 'एक चूड़क' कहते हैं। (इन टुकड़ों के बीच में चूड़ियां होती हैं और ये आसानी से जोड़े जा सकते हैं ("The single bracelet" is formed by wrapping a single wire arround the lingam, according to its dimansions.)

४. इनके अतिरिक्त 'कंचुक' या 'जालक' होता है, जो लिंग और अण्डकोष पर फिट हो जाता है। इसे धागे की मदद से कमर में बांधकर लिंग और अण्डकोष से फिट कर दिया जाता है तथा उसके पश्चात सम्भोग किया जाता है। (The "Kontuka or Jalake" is a tube open at both ends, with a hole through it, outwardly rough and studded with soft globules, and made to fit the side of the yoni and tied to the waist.)

यदि ये साधन उपलब्ध न हों, तो पुरुष तुम्बी या बांस की नाल को तेल में अच्छी तरह भिगोकर उसका कृत्रिम लिंग बना लेता है और तब उसे कमर में बांधकर मैथुन करता है। इसी प्रकार लिंग में छोटे-छोटे दाने लपेटकर भी उसे बड़ा और लम्बा बनाकर मैथुन किया जाता है।

कुछ विद्वानों का कहना है कि इस प्रकार कृत्रिम लिंग-वर्धन करके मैथुन करने से अधिक आनन्द प्राप्त नहीं हो सकता है। लिंग-वर्धन के स्वाभाविक उपाय किए जाने चाहिएं।

दक्षिण प्रांत में लिंग-छेदन की रीति है। जिस प्रकार लड़कियों के नाक-कान छेदे जाते

हैं उसी प्रकार युवकों के लिंग छेदे जाते हैं। लिंग के अग्र भाग के चमड़े को आगे खींचकर उसमें एक ओर से दूसरी ओर तक किसी तेज नुकीले अस्त्र से छेद कर दिया जाता है और उसे तब तक पानी में बिठा दिया जाता है जब तक खून का बहना बन्द न हो जाये। रात को वह अनेक बार सम्भोग करता है, जिससे छेद बन्द न होने पाए। इसके पश्चात वह हर तीसरे दिन लिंग को कसाय और शहदयष्टि मधुक मिश्रण से धोता हैं। इसके पश्चात् वह शीशे की शलाख पर भल्लातक का तेल लगाकर उससे छेद को और बड़ा करता है।

इस प्रकार जो छेद बन जाता है उस पर इच्छानुसार विविध प्रकार के कृत्रिम लिंग भी लगाए जा सकते हैं। यथा गोल, कांटेदार, फूल जैसा, कौवे के पंजे जैसा, हाथी की सूंड जैसा, अठकोणा, आधे चक्र के समान, सिंघाड़े जैसा इत्यादि। ये कृत्रिम साधन स्त्री की रुचि और पसन्द के अनुकूल ही प्रयोग में लाए जाने चाहिएं।

लिंग-वर्धन की विधियां— काम-शास्त्र के आचार्यों ने लिंग को लम्बा और मोटा करने के लिए अनेक योग व विधियां बताई हैं। यथा—

(१) अश्वगंधा, शबरमूल, जलशूक, वृहतीफल, भैंस के दूध के मक्खन, हस्तिकर्ण या बज्रवल्ली में से किसी एक को लिंग पर मलने से लिंग महीने भर तक लम्बा रहता है।

(२) उक्त द्रव्यों के कषाय या उक्त द्रव्यों को उबालकर उसका लेप बनाकर लिंग पर मलने से लिंग छः महीने तक लम्बा रहता है।

(३) अनार के बीज या खीरे के बीज या बालुका या वृहतीफल को तेल में धीमी आंच में पकाया जाय और उसके लेप को लिंग पर लगाने या उसका गर्म लेप लगाने से भी लिंग छः महीने तक लम्बा बना रहता है।

(४) बृक्षों पर पैदा होने वाले कीड़ों के बालों को लिंग पर रगड़ा जाय तो लिंग सूज जाता है। इस प्राकर दस दिन तक लिंग पर कीड़ों के बाल रगड़ते रहे और बाद में उस पर तेल की मालिश करते रहें। बाल रगड़ने से लिंग सूजकर मोटा हो जायेगा और तेल लगाने से दर्द में कमी होगी। फिर चारपाई पर उल्टा लेटकर चारपाई के छेद में से लिंग को नीचे लटका दें और कषायों से उसके दर्द को कम करें। इस प्रकार लिंग में जो लम्बाई व मोटाई बढ़ेगी वह जीवन पर्यन्त रहेगी। इस विधि का प्रयोग विट करते हैं। इस विधि को 'शुकशोफ' के नाम से जाना जाता है।

चित्र योग

(१) स्नुहीकंटक, नुनर्नवा, बन्दर का मल ओर लांगली मूल का चूर्ण बनाकर यदि स्त्री के सिर पर छिड़का जाये तो वह स्त्री वश में हो जाती है और किसी अन्य पुरुष की कामना नहीं करती।

(२) व्याधिघटक के पत्तों और फल के रस को सोमलता, अबल्गुज, भांगरा तथा लौह-भस्म के चूर्ण के साथ मिलाकर यदि स्त्री उसे अपनी योनि में लेप कर दे तो उसके

साथ मैथुन करने वाले पुरुष का लिंग खड़ा नहीं होगा।

(३) इसी प्रकार भैंस के दूध की दही में गोपालिका, बहुपालिका और जिह्विका मिलाकर उससे स्नान करने वाली स्त्री के साथ मैथुन करने से लिंग तत्काल बैठ जाता है।

(४) यदि कोई स्त्री कदम्ब, आम्रतक और जम्बु (जामुन)के फलों की माला पहनती है या उनका सत निकालकर सुगन्धि के रूप में प्रयोग करती है तो समझ लेना चाहिए कि वह अपना दुर्भाग्य बुला रही है।

(५) यदि हस्तिनी नायिका अर्थात् बड़ी योनि वाली स्त्री काकिलाक्ष फल (तालमखाने) का लेप बनाकर उसे अपनी योनि में लगाए, तो उसकी योनि एक रात्रि में ही सिकुड जाती है।

(६) इसी प्रकार यदि मृगी नायिका अर्थात छोटी योनि वाली स्त्री श्वेतकाल, नलोत्पल, सर्जक, सुगन्ध और शहद का लेप बनाकर अपनी योनि में लगाए तो योनि बड़ी हो जाती है।

(७) स्नुही, सोम और आक के दूध को आंवले के चूर्ण के साथ मिलाकर उसे फिर बाकुची के फल के रस में मिलाकर लेप बना लें। इस लेप को बालों पर लगाने से बाल सफेद हो जाते हैं।

(८) मेंहदी, कुटज, कवंजनिका, गिरिकणिका और शलक्ष्णपर्णी की जड़ को पानी में मिलाकर मलने से सफेद बाल पुनः काले हो जाते हैं।

(९) उक्त द्रब्यों के कषाय से तेल निकालकर उसे सिर पर लगाने से सफेद बाल धीरे-धीरे काले होने लगते हैं।

(१०) सफेद घोड़े के अंडकोष के पसीने से जिस अलक्तक को सात भावनाएं दी जाएं, उस अलक्तक को होंठ पर लगाने से होंठ सफेद हो जाते हैं।

(११) मेंहदी आदि लगाने से यही सफेद होंठ फिर लाल हो जाते हैं।

(१२) यदि कोई पुरुष बहुपादिका, कूट, तगर, तालीस, देवदारू और वज्रकंद के लेप वाली बांसुरी बजाए, तो उसे सुनने वाली स्त्री उस पर मोहित हो जाती है।

(१३) धतूरे के सेवन से मनुष्य पागल हो जाता है।

(१४) पुराना गुड़ का सेवन करने से धतूरे द्वारा हुआ पागलपन दूर हो जाता है।

(१५) हड़ताल और मनःशिला खाने वाले मोर की बीट को हाथ पर मलकर यदि कोई वस्तु पकड़ी जाए तो वह दूसरों को दिखाई नहीं देती।

(१६) तृणभस्म और तेल को मिलाकर उसे पानी में डालने से पानी दूध के समान सफेद दिखाई देता है।

(१७) हरीतकी और आम्रतक के पत्तों को श्रवणप्रियंगुका के फल में मिलाकर उसका लेप बनाया जाए और यदि उस लेप को लोहे के बर्तन में मला जाए तो बर्तन तांबे की तरह दिखाई देगा।

(१८) रेशम और सांप की केंचुली की बत्ती बनाकर उसे श्रवण प्रियंगुका के तेल वाले दीपक में जलाने पर आसपास लकड़ी के टुकड़े सांप की तरह दिखाई पड़ने लगते हैं।

(१९) सफेद बछड़े वाली गाय का दूध पीने से आयु और कीर्ति बढ़ती है।

(२०) इसी प्रकार विद्वद्जनों के आशीर्वाद से भी स्वास्थ्य, सम्पत्ति और प्रसन्नता बढ़ती है।

वेश्वावृत्ति

(About Courtesans)

वेश्याएं प्रमुखतः धन प्राप्त करने के लिए वेश्यावृत्ति करती हैं, यों पुरुष से मैथुन कराना प्राकृतिक है, किन्तु जब वेश्या की रुचि न हो और उसे धन के लिए मैथुन कराना पड़े, तब भी उसे चाहिए कि वह काम-वासना दिखाए, अन्यथा पुरुष का उस पर विश्वास नहीं रह जाता।

वेश्या प्रायः सज-धजकर घर में इस तरह बैठती है जिस तरह आने-जाने वालों की दृष्टि उस पर अनायास ही पड़े और वे उसके प्रति आकर्षित हो सकें। वेश्या अपने धन्धें के लिए कुछ मध्यस्थ (दलाल) भी रखती है जो धनी युवकों को फंसाकर लाते है। इसके अतिरिक्त वेश्या कुछ ऐसे लोगों से भी मेल-जोल बढ़ाती है जो संकट के समय उसकी सहायत कर सकें। वे लोग मुख्यतः ये हैं—

(१) पुलिस अधिकारी,
(२) राज्याधिकारी,
(३) ज्योतिषी,
(४) शूरवीर,
(५) ६४ कलाओं प्रवीण पुरुष,
(६) पीठ मर्द,
(७) विट,
(८) विदूषक,
(९) माली,
(१०) अत्तार,
(११) शराब की दुकान वाला,
(१२) धोबी,
(१३) नाई और भिखारी।

वेश्या इन पुरुषों से केवल धन प्राप्त करने के लिए सम्भोग करती है। स्वतंत्र धनी युवक, धनी किशोर, धनी वृद्ध, जिसे सरलता से धन मिल गया हो, उच्च अधिकारी, प्रतिस्पर्शी पुरुष, स्थायी आय वाला व्यक्ति, जो अपने को सुन्दर समझता हो, जो अपनी प्रशंसा के पुल बांधता हो, मूर्ख जो अपने को बुद्धिमान समझता हो, जो नपुंसक अपने

को मर्द सिद्ध करना चाहता हो, जिसका राजा और मंत्रियों पर प्रभाव हो, भाग्यवान व्यक्ति, उदार व्यक्ति, जो बड़ों की अवज्ञा करता हो, इकलौता पुत्र, कामुक, वैद्य, साधु, सन्यासी।

वेश्या प्राय: ऐसे ही पुरुषों से संसर्ग करती है, जो अच्छे गुण वाले हों और जिनसे प्रेम पाने के साथ-साथ प्रसिद्धि और धन भी प्राप्त हो सके। ऐसे पुरुष ये हो सकते हैं—कुलीन, विद्वान, काव्य प्रेमी, कुशल वक्ता, प्रतिभावान, कलाओं में दक्ष, संतों और विद्वानों का आदर करने वाला, महत्वाकांक्षी, विश्वसनीय, मित्रवत्सल, धार्मिक तथा सामाजिक कार्यों में रूचि लेने वाला, उदार, नाटक आदि का शौकीन, अभिनेता, स्वतंत्र विचारों वाला, चण्डवेग वाला आदि।

वेश्या के गुण—

(१) रूपवती हो,
(२) युवती हो,
(३) शरीर पर सौभाग्य के चिह्न हों,
(४) मधुरभाषिणी हो,
(५) पुरुष के गुणों का आदर करने वाली हो,
(६) लोभी न हो,
(७) प्रेम और सम्भोग की आकांक्षी हो,
(८) स्थिर चित्त वाली हो,
(९) ईमानदार और स्पष्टभाषी हो,
१०) उदार हो,
(११) कलाओं की ज्ञाता हो और
(१२) उत्सवों आदि में भाग लेने वाली हो।

वर्जित पुरुष— वेश्या को निम्न दोषयुक्त पुरुषों से सम्भोग नहीं करना चाहिए—

(१) क्षय या कुष्ट रोगी,
(२) जिसके मुंह से दुर्गन्ध आती हो,
(३) जो अपनी पत्नी से अत्यधिक प्रेम करता हो,
(४) कठोर बोलने वाला,
(५) कंजूस,
(६) क्रूर,
(७) जिसे घर के बड़े बूढ़ों ने त्याग दिया हो,
(८) चोर,
(९) घमण्डी,
(१०) जो स्त्रियों को फंसाने के लिए वशीकरण आदि का प्रयोग करता हो,
(११) मान-अपमान का ध्यान न देने वाला,
(१२) धन के लालच में शत्रु से भी मेल-जोल बढ़ाने वाला, और
(१३) लज्जाशील।

आचार्य वात्स्यायन के अनुसार सम्भोग केवल तीन कारणों से किया जाता है—(क)

धन प्राप्ति की इच्छा से, (ख) किसी विपदा को टालने के लिए और (ग) प्रेम होने के कारण। वेश्या मुख्यतः धन कमाने के लिए सम्भोग कराती है, अतः उसके साथ प्रेम नहीं चल सकता।

यदि कोई पुरुष निमंत्रित करे तो चतुर वेश्या तुरन्त नहीं चली जाती, क्योंकि पुरुष उन स्त्रियों को पसन्द नहीं करते जो आसानी से प्राप्त हो जाएं। चतुर वेश्या उसके पास जाने से पहले उसकी अरुचि-रुचि का पता लगा लेती है, वह उदार है या कंजूस, प्राकृतिक सम्भोग पसन्द करता है या मुख-मैथुन, गुदा-मैथुन इत्यादि का शौकीन है, वेश्या के प्रति उसका अनुराग स्थायी है या क्षणिक। इन बातों का पता लगाने के बाद वेश्या उसके घर जाती है या पीठ मर्द आदि की सहायता से उसे अपने घर बुला लेती है। पुरुष के आने पर वेश्या उसका आदर-सत्कार करती है तथा नृत्य-संगीत आदि से उसका मनोरंजन करती है।

वेश्या का आचरण–

पुरुष जब पूरी तरह वेश्या के प्रति आकर्षित हो जाता है तब वह ऐसा नाटक करती है मानो वह उसी की पतिव्रता हो। जब पुरुष उससे अनेक आसनों से मैथुन करता है, तो वह उन पर आश्चर्य प्रकट करती है और उन्हें सीखने की उत्कण्ठा दिखाती है। इस बीच यदि उसका पुराना प्रेमी बुलाता है तो वह पेट-दर्द आदि का बहाना-बनाकर उसे टाल देती है। नया प्रेमी यदि चिन्तित हो तो वह भी चिन्ता प्रकट करती है। नया प्रेमी जो कुछ पसन्द करता है उसे वह भी पसन्द करती है तथा जिन चीजों से वह घृणा करता है उन्हीं से वह भी घृणा करती है। वह चुपके-चुपके यह भी पता लगा लेती है कि उसके नये प्रेमी का सम्बन्ध किसी अन्य वेश्या या स्त्री से तो नहीं है। यदि हो तो वह अनेक प्रकार से उसके सम्बन्ध को छुड़ाने का प्रयत्न करती है।

वेश्या उसको अपने प्रति और भी अधिक आकर्षित करने के लिए उसके गुणों, विद्वत्ता आदि की प्रशंसा करती है, उसकी दीर्घायु की कामना करती है। यहां तक कि व्रत आदि भी रखती है। जब वह सोया हुआ हो तो उसका चुम्बन आलिंगन करती है, उससे पुत्र होने की इच्छा प्रकट करती है। जब वह परदेश जाने लगता है तब उसे शीघ्र लौटने के लिए अनेक कसमें आदि देती हैं। इस तरह वह पुरुष को पूरी तरह अपने चंगुल में फंसा लेती है तथा पुरुष उसके प्रेम में मग्न हो जाता है और दीन-दुनिया की उसे कोई खबर नहीं होती।

आचार्य वात्स्यायन का कहना है कि वेश्या पुरुषों से एक ओर तो प्रेम प्रकट करती है और दूसरी ओर उनसे उदासीन भी रहती हैं। वह नायक को अपने प्रेम में पागल करके उसका सब कुछ लूटने के पश्चात् उसे ठुकरा देती है। वेश्या को और उसके आचरण को समझने के लिए उससे सदैव सावधान व सतर्क रहना चाहिए, क्योंकि वेश्या को समझना असम्भव है।

वेश्या की धन-लालसा और प्रेमी से विरक्ति

(The means of getting money of the signs of the change of a lover's feelings and of the way to getrid of him.)

आचार्यगण कहते हैं कि वेश्या अपने प्रेमी से दो प्रकार से पैसा एकत्र करती है। एक—जो कुछ प्रेमी दे और दूसरे—जो वेश्या अपनी युक्ति से वसूल करे। यदि वेश्या को उसका प्रेमी वैसे ही पर्याप्त धन दे तो उसे और अधिक पैसा एकत्र करने का प्रयत्न नहीं करना चाहिए। किन्तु आचार्य वात्स्यायन का कहना है कि यदि वेश्या चतुराई से काम ले तो वह दुगना धन खींच सकती है।

ये हैं वे तरीके—

(१) आभूषण, अनाज, मिठाई आदि का हिसाब प्रेमी के ही सामने करके।

(२) प्रेमी की अमीरी की प्रशंसा करके।

(३) मन्दिर, तालाब आदि बनवाने का बहाना करके।

(४) घर में आग लग जाने या चोरी हो जाने का बहाना बनाकर।

(५) अपने ऊपर बहुत अधिक ऋण होने की बात कहकर।

(६) उत्सवों में अच्छे वस्त्रादि न होने के कारण न जाने का बहाना करके।

(७) घर की मरम्मत कराने की बात कहकर।

(८) प्रेमी द्वारा पहले दिए गए मूल्यवान उपहारों की बात याद दिलाकर।

(९) प्रेमी से उसके प्रतिद्वन्द्वी की उदारता का बढ़ा-चढ़ा कर वर्णन करके आदि-आदि।

प्रेमी की विरक्ति—

वेश्या अपने प्रेमी के विरक्त होने के लक्षण पहचानती है और तब ऐसी स्थिति में उससे शीघ्र अति शीघ्र अधिकाधिक वसूलने का प्रयत्न करती है। प्रेमी के विरक्ति के लक्षण निम्न हैं—

(क) वेश्या को केवल उतना ही धन देना जितने का वायदा हो।

(ख) अन्य बातों में मन लगा रहना।

(ग) वायदे पूरे न करना।

(घ) निश्चित धन से भी कम धन देना।

(ङ) मित्रों के सामने इशारों से उसका मजाक उड़ाना।

(च) बहाना बनाकर अन्यत्र जाकर सो जाना।

(छ) उसके नौकरों से अपनी पुरानी प्रेमिका के गुणों का बखान करना।

वेश्या की विरक्ति—

वेश्या भी प्रेमी को धनहीन बनाने के पश्चात् उससे सम्बन्ध तोड़ने का प्रयत्न करती है। वह उन कामों को करती है जिन्हें उसका प्रेमी पसन्द नहीं करता। प्रेमी के सामने होंठ चबाती है। पैर पटकती है, उन विषयों पर बात करती है जिन्हें प्रेमी नहीं जानता। यदि प्रेमी उसकी गुप्त बातें बताए तो आश्चर्य प्रकट नहीं करती कि ये बातें उसे कहां से मालूम हो गई। प्रेमी को ताने मारती है। उसके उच्चाधिकारियों से हेल-मेल बढ़ाने लगती हैं। उसके सम्मान पर चोट पहुंचाती है। उसकी निन्दा करती है तथा उसके प्रति उदासीनता दिखाती है।

इतने पर भी यदि प्रेमी न समझे या उससे चिपका रहे, तो वेश्या अन्य उपाय इस प्रकार करती है—

(i) प्रेमी यदि पान सुपारी आदि प्रस्तुत करे तो ठुकरा देती है।

(ii) उसे चुम्बन नहीं लेने देती।

(iii) शरीर को ढांपकर रखती है।

(iv) प्रेमी ने दांत और नाखूनों से जो चिह्न बनाए थे उन्हें घृणा से देखती है।

(v) यदि प्रेमी आलिंगन करना चाहे तो अपने दोनों हाथ सीने पर बांध लेती है।

(vi) यदि प्रेमी उससे सम्भोग कर रहा हो तो शांत चुपचाप निश्चेष्ट लेटी रहती है। कोई रुचि नहीं दिखाती। घुटने मोड़ लेती है।

(vii) जब प्रेमी सम्भोग करके थक गया हो तो उसे सम्भोग जारी रखने के लिए उकसाती है।

(viii) प्रेमी के लाचारी दिखाने पर उसकी हंसी उड़ाती है।

(ix) प्रेमी यदि फिर सम्भोग प्रारंभ कर दे तो उसकी प्रशंसा तक नहीं करती हैं

(x) दिन में अन्य प्रमुख व्यक्तियों से खुल्लम-खुल्ला मिलने लग जाती है।

(xi) उसकी प्रत्येक बात काटने लगती है।

(xii) उसकी गम्भीर बातों पर हंसती है।

(xiii) उसके बात करने पर अन्यत्र देखने लगती है।

(xiv) विषय बदल देती है।

(xv) उसकी बुराइयों की चर्चा करने लगती है।

(xvi) गुप्त रहस्यों को जोर-जोर से बोलकर व्यक्त करने लगती है।

(xvii) इन पर भी प्रेमी आये तो वेश्या उससे नहीं मिलती, कहीं छिप जाती है और अन्त में उसे बिल्कुल ही छोड़ देती है।

सर रिचर्ड बर्टन और एफ० एफ० अरबुधनॉट के शब्दों में—

"The duty of a courtesan consists in forming connections with suitable men after due and full consideration, and attaching the person with whom she is united to herself, in obtaining wealth from the person who is attached to her, and then dismissing him after she has taken away all his possessions."

"A courtesan leading in this manner the life of a wife is not troubled with too many lovers, and vet obtains abundance of wealth."

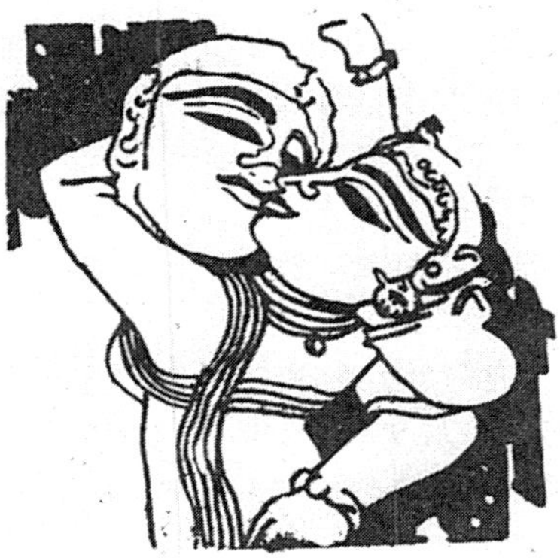

पूर्व प्रेमी से पुनः सम्बन्ध
(About re-union with a former lover)

वेश्या प्रायः धन के लिए प्रेम करती है। यदि वह वर्तमान प्रेमी का समस्त धन खींचकर फिर किसी पुराने प्रेमी से सम्बन्ध स्थापित करना चाहती है तो वह पहले यह देख लेती है कि वह प्रेमी उस समय किसी अन्य वेश्या के चंगुल में तो फंसा हुआ नहीं है। वह पुनः सम्बन्ध स्थापित करने का इच्छुक भी है अथवा नहीं और उसके पास अब पुनः पर्याप्त धन राशि इकट्ठी हो गई है अथवा नहीं।

जिस प्रेमी को हटाया गया है वह निम्नलिखित छः वर्गों में से किसी एक वर्ग का होगाः—

(१) जिसने इस वेश्या तथा अन्य वेश्याओं को अपनी इच्छा से छोड़ा हो।

(२) जिसे इसने छोड़ा हो और अन्य वेश्याओं ने भी निकाल दिया हो।

(३) जिसने इसे छोड़ा हो परन्तु जिसे अन्य वेश्याओं ने भी निकाल दिया हो।

(४) जिसने इसे छोड़कर अन्य वेश्या से सम्बन्ध स्थापित कर लिया हो।

(५) जिसको इस वेश्या ने निकाल दिया हो।

(६) जिसको इस वेश्या ने निकाल दिया हो, पर अन्य वेश्या ने सम्बन्ध स्थापित कर लिया हो।

जिस प्रेमी ने पहली वेश्या को छोड़ दिया हो और उसके पश्चात् दूसरी, तीसरी को भी छोड़ दिया हो, वह अस्थिर चित्त का व्यक्ति होता है। उससे फिर से संबंध नहीं करना चाहिए।

जिसको पहली ने निकाला हो और बाद में दूसरी, तीसरी ने भी निकाल दिया हो, वह यदि अस्थिर चित्तवाला धनी है तो उससे पुनः संबंध स्थापित किया जा सकता है, परन्तु यदि वह कंजूस या निर्धन हो तो सम्बन्ध स्थापित करना उचित नहीं। जिसने पहली वेश्या को छोड़कर अन्य से संबंध जोड़ लिया हो, वह यदि पहली के पास वापिस आना चाहता हो और अधिक धन देने को तैयार हो तो उससे फिर संबंध स्थापित किया जा सकता है।

वेश्या निम्न तीन कारणों से भी पुराने प्रेमी से पुनः संबंध स्थापित करना चाहती है :—

(१) उसे नई वेश्या से अलग करने के लिए,
(२) उसे किसी विशेष स्त्री के अलग करने से लिए, और
(३) अपने वर्तमान प्रेमी से छुटकारा पाने के लिए।

वेश्या को होने वाले अनेक प्रकार के लाभ तथा लाभ-हानि व वेश्या भेद

(Different kinds of Gain, Gains and losses attendant Gains and losses, and doubts, and also of the different kinds of courtesans)

आचार्यगण कहते हैं कि वेश्या एक बार में अनेक प्रेमी रख कर बहुत लाभ कमाती है। वेश्या को चाहिए कि जो व्यक्ति उससे प्रेम करता हो उसकी अपेक्षा वह उस व्यक्ति से अधिक घनिष्ठता रखे जो उदारतापूर्वक धन देता हो। अपरिग्रहा वेश्या अपनी स्थिति, योग्यता, रहन-सहन तथा गुण को ध्यान में रखकर अपनी फीस तय करती है। जिस व्यक्ति से उसे लाभ की आशा है तथा जो वेश्यागामी है उसके पास अपने दूत भी भेजती है।

वात्स्यायन का कहना है कि जो व्यक्ति प्रेम करने लगा हो, वह तो कंजूस होने के अलावा भी प्रेमिका को खुश रखने के लिए धन देगा ही। इसी प्रकार वेश्या के कर्तव्यों आदि के बारे में आचार्यों तथा वात्स्यायन के अनेक मतभेद हैं।

आचार्यगणों के मतानुसार आय, धन, मान, तथा सौन्दर्य आदि की दृष्टि से वेश्याओं के तीन भेद हैं:—

१. गणिका,

२. रूपाजीवा, और

३. कुम्भदासी।

१. गणिका—चौंसठ कलाओं में निपुण तथा राजाओं और उच्च रसिक जनों में सम्मानित होती है। वह केवल कामवासना ही शान्त नहीं करती बल्कि नृत्य-संगीत आदि से मनोरंजन भी करती है।

२. रूपाजीवा— इस प्रकार की वेश्याएं अपने सौंदर्य से पुरुषों को आकर्षित करती हैं और अपने सुन्दर शरीर से पुरुषों की कामेच्छा को शान्त करती हैं।

३. कुम्भदासी—सामान्य वेश्या, जो शरीर का व्यापार करती है।

आचार्य वात्स्यायन का कहना है कि जो पुरुष थोड़े में ही प्रसन्न होने वाला और

अधिक धन देने वाला उदार व्यक्ति हो, उसके पास वेश्याएं स्वयं भी कुछ व्यय करके जाने की इच्छा रखती हैं।

कभी-कभी बहुत धन कमाने की इच्छा रखते हुए वेश्या को अनेक बार कुछ कठिनाइयों का सामना करना पड़ता है। इन कठिनाइयों के कारण निम्न बताए गए हैं :—

१. विवेक बुद्धि की कमी से (Weakness of Intellect)

२. किसी के प्रति अत्यन्त आसक्त होने से (Excessive love)

३. अत्यधिक घमंड से (Excessive pride)

४. अत्यधिक दम्भ से (Excessive self conceit)

५. सरल स्वभाव से (Excessive simplicity)

६. जरूरत से अधिक विश्वास करने से (Excessive confidence)

७. बहुत क्रोध करने से (Excessive anger)

८. लापरवाही से (Carelessness)

९. बिना सोचे समझे काम करने से (Recklessness)

१०. दैवयोग से (Influence of evil genius)

इन कारणों से ये परिणाम भी हो सकते हैं जैसे :—

१. बेकार ही बहुत अधिक खर्च करना पड़ता है।

२. इज्जत समाप्त हो जाती है और भविष्य अंधकारमय हो जाता है।

३. आय के साधन समाप्त हो जाते हैं।

४. समस्त धन समाप्त हो जाता है।

५. प्रेमियों का आना बन्द हो जाता है।

६. शरीर पर चोट लगती है और कभी-कभी मृत्यु तक हो जाती है।

७. प्रेमी कभी-कभी सिर के बाल तक काट देता है।

८. हाथ-पैर बांधकर पीटा जाता है।

९. अंग-भंग कर दिए जाते हैं।

अर्थ—अर्थ, धर्म तथा काम की प्राप्ति को अर्थ-त्रिवर्ग कहते हैं और इन्हें पाना इष्ट लक्ष्य होता है।

अनर्थ—अनर्थ, अधर्म तथा द्वेष को अनर्थ त्रिवर्ग कहते हैं। इन्हें पाना अनिष्ट लक्ष्य कहलाता है।

आचार्यों ने इनकी प्राप्ति और अर्थ त्रिवर्ग से अनर्थ त्रिवर्ग के आ जाने के बारे में अनेकों भेद किए हैं।

वेश्या भेद—वेश्याएं नौ प्रकार की होती हैं।

१. कुम्भदासी— जो घर के छोटे-मोटे काम करती हो और साथ ही वेश्यावृत्ति भी।

२. परिचारिका— घर में सेवा-टहल करने वाली जो नौकरानी आदि छिपकर

वेश्यावृत्ति भी करती हो।

३. कुल्टा— विवाहित स्त्री, जो पति के भय से घर से बाहर जाकर खुले रूप से अथवा स्वतन्त्र रूप से सम्भोग करती है।

४. स्वैरिणी—जो पति की परवाह ने करके घर में ही या बाहर स्वतन्त्र रूप से दूसरे पुरुषों से संभोग करती है।

५. नटी—नटी या, अभिनेत्री।

६. शिल्पकारिका— शिल्पकारों की स्त्रियां या जो स्वयं कारीगर हों। ऐसी स्त्रियां दूसरों के घर आती जाती हैं और अवसर पाकर दूसरे पुरुषों से संभोग करती हैं।

७. प्रकाशविनष्टा— जो पति के होते हुए भी, या उसके मर जाने पर खुले आम वेश्या का आचरण करती हो।

८. रूपाजीवा— जिसने अपनी सुन्दरता से धन कमाने के लिए वेश्यावृत्ति अपना ली हो।

९. गणिका— चौंसठ कलाओं में प्रवीण, नृत्य-कला आदि की और सभा-समाज में सम्मानित वेश्या।

आचार्य वात्स्यायन का कहना है कि वही सभी स्त्रियां वेश्या मानी जाती हैं जो किसी न किस रूप में परपुरुष गमन करती हैं।

पूर्णाहुति (उपसंहार)
(Concluding words)

आचार्य वात्स्यायन के पावन ग्रन्थ की समाप्ति इन शब्दों की पूर्णाहुति से की जानी चाहिए :—

'काम सूत्र' सर्वोपरि ग्रन्थ है। चतुर्विध पुरुषार्थों में 'काम' भी एक पुरुषार्थ है। इसकी प्राप्ति के लिए ज्ञान परमावश्यक है। काम विज्ञान के जिज्ञासुओं को इस ग्रन्थ का सम्यक अध्ययन करना चाहिए। इस काम सूत्र की रचना से भारत के गम्भीर अध्ययन को प्रशस्ति प्राप्त हुई है।

१५०० वर्ष पूर्व गुप्त काल में वात्स्यायन आचार्य ने काम सूत्र की सुन्दर रचना की। यह युग भारत का स्वर्ण युग था। लोग अर्थ सम्पन्न थे और सर्वथा सुखी थे। महर्षि वात्स्यायन भी इसी युग में हुए और उन्होंने काम-सूत्र का सृजन किया जिसकी झांकी महाकाव्यों, रम्य प्रतिमाओं एवं विशाल वास्तुकलाओं में मिलती है। वात्स्यायन द्वारा स्त्री के हाव-भावों का वर्णन लेखनी द्वारा किया, उन्हीं हाव-भावों को मूर्तिकारों ने पाषाणों में मुख़रित कर दिखाया।

काम सूत्र का प्रभाव सर्वाधिक मूर्तिकला पर पड़ा। इसका उदाहरण खुजराहो एवं पुरी के मन्दिर हैं जिनमें काम-क्रियाओं का सर्वांगीण चित्रण देखने को मिलता है। यह समस्त विश्व के लिए अनुपम भेंट है। हिन्दु जाति का काम के प्रति स्वस्थ दृष्टिकोण था। जीवन के परम चार पुरुषार्थ हैं :—

प्रथम—धर्म,
द्वितीय—अर्थ,
तृतीय—मोक्ष और
चतुर्थ—काम

आदर्श जीवन के लिए उपरिलिखित चारों का संतुलित मिश्रण चाहिए।

'काम' आदर्श पत्नी, आदर्श पति, सुखी परिवार बनाने में सहायक सिद्ध होता है।

आचार्य का कहना है कि :—

(१) मनुष्य धर्म, अर्थ, काम को स्थानीय परम्पराओं के अनुसार उपयोग करे।

अन्धाधुन्ध अनुसरण उचित नहीं।

(२) देश-काल के अनुसार एवं ग्रन्थ को अच्छी तरह समझ कर इसका उपयोग करें।

(३) इस शास्त्र को समझने वाला अपनी इन्द्रियों पर नियंत्रण पा लेता है।

(४) काम तृप्ति की व्याख्या काम शास्त्रियों ने चार प्रकार से की है :—

(i)जो किसी अन्य क्रिया से पूरी होती है।

(ii) जो किसी अन्य क्रिया को देखकर उसी प्रकार मन में कल्पना करने से होती है।

(iii) जो अनभीष्ट नायक नायिका के साथ सम्भोग करने पर अभीष्ट नायक नायिका की स्मृति से होती है।

(iv) जो सभी इन्द्रियों के प्रत्यक्ष ज्ञान द्वारा होती है।

(i) गाना-बाजाना, शराब मदिरा पीना, शिकार खेलना आदि क्रियाओं का लगातार अभ्यास करने से जो आनन्द प्राप्त होता है वह पहले प्रकार की काम तृप्ति है।

(ii) दूसरे प्रकार की काम तृप्ति—जैसे व्यभिचारिणी स्त्रियों के साथ मुख-मैथुन से या आलिंगन चुम्बन से मिलने वाला सुख।

(iiii) तीसरे प्रकार की काम तृप्ति—जब कोई नायक नायिका किसी अनचाहे स्त्री या पुरुष से आलिंगन, चुम्बन या सम्भोग करते समय अपने मन चाहे व्यक्ति की कल्पना करता/करती है।

(iv) चौथे प्रकार की काम तृप्ति—अलग-अलग इन्द्रियों द्वारा जो सुख प्राप्त होता है। यथा स्त्री सम्भोग में स्त्री के कोमलकान्त शरीर का स्पर्श सुख, उसके सौम्य सौंदर्य को आंखों द्वारा देखने का आनन्द आदि।

धर्म, अर्थ, काम का नियम अनुसार पालन करने वाला मनुष्य इस लोक और परलोक में सदैव सुख भोगता है।

इस ग्रन्थ को जो शास्त्रोचित ढंग से पढ़ेगा वह सुखी एवं सफल होगा।

प्रस्तुत ग्रन्थ में कामेच्छा को उत्तेजित करने के जो विभिन्न उपाय बताए गए हैं उनका उपयोग केवल उन्हें ही करना चाहिए जिन्हें उसकी आवश्यकता हो। जिन्हें उनकी आवश्यकता नहीं उन्हें इसका उपयोग कदापि नही करना चाहिए।

स्मरण रहे आचार्य वात्स्यायन ने इस ग्रन्थ को केवल कामवासना के वशीभूत होकर ही नहीं रचा। वरंच इसके रचने के लिए उन्होंने गम्भीर अध्ययन और मनन किया ताकि इससे पाठकों को उचित ज्ञान उपलब्ध हो।

जो व्यक्ति इस शास्त्र को भली प्रकार समझ लेगा, वह अवश्य ही अपनी इन्द्रियों पर विजय पा लेगा और धर्म, अर्थ और काम की परम्परा अनुसार जीवन व्यतीत करने में सफल होगा। उसकी सभी स्थानों पर प्रशंसा होगी और उसका **अनुसरण करने को**

बड़भागी समझेंगे।

अन्तत: भारतीय साहित्य को जो सम्पन्नता तथा समृद्धि वात्स्यायन के 'कामसूत्र' ने प्रदान की है वह निस्सन्देह गौरवास्पद है। इस ग्रंन्थ का वैज्ञानिक रीति से अध्ययन उन सभी मानव समाज का गहन अध्ययन करने वाले विद्यार्थियों को करना चाहिए जिनका उद्देश्य स्त्री-पुरुष के दाम्पत्य जीवन को सुखमय बनाना है।

सामाजिक, ऐतिहासिक, मनोवैज्ञानिक या साहित्यिक सभी दृष्टियों से निश्चय ही काम-सूत्र को उत्तम स्थान प्राप्त है।

सैक्स : समस्याएं और समाधान

प्रश्न—मासिक धर्म क्या होता है ?

उत्तर—लड़कियों को बड़ी होकर मां बनना होता है। मां बनने के लिए मासिक धर्म का होना जरूरी है। मां बनने के लिए गर्भ-धारण करना पड़ता है। गर्भ गर्भाशय में बनता है। गर्भाशय पेट के निचले भाग में होता है। गर्भाशय का मुख योनि में खुलता है। इसी गर्भाशय मुख से हर महीने कुछ रक्त बाहर निकल आता है। इसी रक्त को मासिक-धर्म या रज कहते हैं। यह रक्त गर्भाशय में इकट्ठा होता है। गर्भाशय की दोनों ओर दो डिम्ब ग्रंन्थियां होती हैं। इनमें डिम्ब बनते हैं। डिम्ब का अर्थ अण्डा होता है। इसी डिम्ब से जब पुरुष का शुक्र मिलता है तो गर्भ बनता है।

हर महीने डिम्ब-नलिका से होकर गर्भाशय में पहुंचता है। यदि वहां इसकी भेंट शुक्र से हो जाती है तो गर्भ बनता है, नहीं तो यह डिम्ब बेकार हो जाता है। गर्भ की तैयारी के लिए गर्भाशय में रक्त इकट्ठा हो जाता है। यदि गर्भ बना तो ठीक, नहीं तो यह रक्त भी बेकार हो जाता है। बेकार रक्त, बेकार डिम्ब को लेकर शरीर से बाहर आ जाता है। रक्त के इस प्रकार से बाहर आने को मासिक धर्म कहते हैं, जो महीने में तीन-चार दिनों तक होता है।

प्रश्न—मासिक धर्म कब शुरू होता है ?

उत्तर—मासिक धर्म किशोरावस्था में शुरू होता है। आम तौर से यह बारह वर्ष से सोलह वर्ष की उम्र में शुरू होता है।

प्रश्न—क्या मासिक धर्म जीवन-भर होता है।

उत्तर—नहीं, यह जीवन-भर नहीं होता। आमतौर से यह दस-बारह-चौदह साल की उम्र में शुरू होता है और पैंतालिस-पचास की उम्र तक चलता है। इस का मतलब है कि जब तक मासिक धर्म जारी रहता है स्त्री मां बन सकती है। इसके बन्द हो जाने का मतलब यह हुआ कि स्त्री मां नहीं बन पाएंगी।

प्रश्न—क्या मासिक धर्म जारी रहने से तकलीफ होती है ?

उत्तर—मासिक धर्म कोई बीमारी नहीं है। इसमें रक्त चोट लगने से नहीं आता। आमतौर से लड़कियों को इससे दर्द नहीं होता। हां, कुछ लड़कियों या स्त्रियों को इसके दौरान कमर में दर्द हो जाता है।

प्रश्न—स्वप्नदोष शरीर को कितना नुकसान पहुंचाता है ?

उत्तर—वैसे तो स्वप्नदोष शरीर को नुकसान नहीं पहुंचाता, यह प्राकृतिक क्रिया है। स्वस्थ शरीर में ऐसा होगा ही। इसके बारे में अधिक सोचना नहीं चाहिए, न इससे घबराने की ही कोई बात है।

प्रश्न—समलैंगिक मैथुन में क्या बुराई है ?

उत्तर—लड़कों-लड़कों में और लड़कियों-लड़कियों में दोस्ती होना स्वाभाविक है। लेकिन सम्भोग के लिए विपरीत लिंग के व्यक्ति के लिए मन में आकर्षण होता है यही स्वाभाविक है। यदि कोई ऐसा नही करता तो वह असामान्य है।

प्रश्न—हस्तमैथुन क्या है ?

उत्तर—जैसा कि इस शब्द से ही पता चल रहा है, इसका मतलब हाथ से किया जाने वाला मैथुन है। इससे किसी प्रकार की हानि नहीं होती। इसके लिए लिंग को मुट्ठी में पकड़ लिया जाता है। फिर मुट्ठी को आगे-पीछे करते हैं। इससे लिंग पर चढ़ी हुई चमड़ी आगे-पीछे होती है। इस क्रिया में चमड़ी शिश्न मुंड के निचले भाग को रगड़ती है। यहीं वह जगह होती है जिसे छूने से लिंग उत्तेजित हो जाता है और काम का चरम आनन्द मिलता है।

प्रश्न—क्या हस्तमैथुन बहुत नुकसान पहुंचाता है ? हस्तमैथुन करने वालों का चेहरा निस्तेज क्यों होता है ? वे बुझे-बुझे से क्यों रहते हैं ?

उत्तर—हस्तमैथुन बहुत नुकसान तो नहीं पहुंचाता लेकिन मानसिक ग्रंन्थियां जरूर पैदा करता है। हस्तमैथुन करने वाले का निस्तेज चेहरा होने का एकमात्र कारण है उसका भय और मन में छिपी अपराध भावना। हस्तमैथुन करने वाला समझता है कि वह जो कुछ कर रहा है, वह अप्राकृतिक है, पाप है, हानिकारक है। इन्हीं भावनाओं से ग्रस्त वह शारीरिक रूप से हीन हो जाता है। वास्तव में हस्तमैथुन को लेकर इस तरह की सोच और समझ ही गलत है। हस्तमैथुन को लेकर किसी भी तरह की हीनभावना नहीं आनी चाहिए।

प्रश्न—स्वप्नदोष से बचने का क्या उपाय है ?

उत्तर—सादा भोजन किया जाए। खट्टे, चटपटे, तले-भुने, मसालेदार खानों से बचा जाए। रात को हल्के पेट, सोया जाए। सवेरे चार बजे बिस्तर छोड़ दिया जाए। कामोत्तेजक साहित्य, फिल्म और वातावरण से कम सम्पर्क रखा जाए। फिर भी यदि कभी स्वप्नदोष हो जाता है तो उसे समान्य रूप में लिया जाए, उससे चिंतित न रहा जाए।

प्रश्न—क्या स्तनों की भी स्त्रियों के सैक्स अंगों में गिनती होती है ?

उत्तर—निश्चय ही स्तन स्त्री के प्रमुख सैक्स अंग हैं। रति के लिए स्त्री को तैयार करने का काम स्तनों के लिए गौण है। स्तनों का पहला काम स्त्री में रति का आकर्षण पैदा करना और उसे रति के लिए तैयार करना है। शायद ही संसार का कोई पुरुष ऐसा हो जो स्त्री के उरोज देखकर आकर्षित न हो।

सभी रूपों में स्त्रियों के स्तन पुरुषों को आकर्षित करते हैं। पुरुष के हाथ का स्पर्श पाते ही स्तनों में, और सम्पूर्ण स्त्री-शरीर में उत्तेजना का संचार होता है। चूचुक को सहलाते

ही स्त्री उत्तेजित होने लगती है अर्थात् सम्भोग की तैयारी शुरू कर देती है। इसका मतलब यही है कि स्तन स्त्री के प्रमुख सैक्स अंगों में एक हैं।

प्रश्न—क्या स्तनों को दबाने या मसलने से स्त्री को कष्ट भी पहुंच सकता है?

उत्तर—यह सच है कि स्तनों पर पुरुष के हाथों के स्पर्श से स्त्री मत्त हो जाती है, यह भी सच है कि उत्तेजना के दौरान स्त्री चाहती है कि उसके उरोजों को दबाया जाए, फिर भी अभद्र-कठोर-पीड़ादायक तरीके से कुचमर्दन करना या स्तनों को नोंचना-खसोटना स्त्री को तकलीफ दे सकता है—शारीरिक तकलीफ भी और भावनात्मक भी।

प्रश्न—स्तनों पर नीली-नीली नसें क्यों होती हैं ?

उत्तर— स्तनों के भीतर ग्रन्थियां होती हैं। इन ग्रन्थियों तक शरीर को रक्त पहुंचाना होता है। रक्त को ले जाने और लौटा लाने के लिए स्तनों के ऊपरी भाग में धमनियां और नाड़ियां होती हैं। ये ही नीले रंग के रूप में दिखती हैं।

प्रश्न—बच्चे के जन्म के कितनी देर बाद मां के स्तनों में दूध आ जाता है?

उत्तर—गर्भावस्था के साथ-साथ स्तन बढ़ने लगते हैं और गर्भ के तीसरे महीने में उनमें हल्का पीले रंग का तरह पदार्थ आ जाता है जिसे कोलोस्ट्रम कहते हैं। यह दूध से पतला होता है।

शिशु के जन्म के दो-तीन दिन बाद तक यह निकलता रहता है। फिर अचानक ही स्तन कड़े पड़ जाते हैं और भर जाते हैं। साथ ही यह तरल पदार्थ बदलकर दूध बन जाता है।

प्रश्न—बच्चे को स्तन से दूध पिलाने से क्या स्तनों का रूप बिगड़ जाता है?

उत्तर—स्तनपान एक बहुत ही सहज क्रिया है। इससे स्त्री को शारीरिक विकास में मदद मिलती है। जब बच्चा मां के स्तनों से दूध पीता है, तो स्तनों के स्नायु तेजी से सिकुड़ते हैं और यह सिकुड़न स्तनों को स्वाभाविक रूप में ले जाती है।

प्रश्न—क्या बच्चे को स्तनों का ही दूध देना चाहिए ?

उत्तर—हां सर्वोत्तम तो यही होगा। यदि मां अस्वस्थ नहीं है और उसके स्तनों में दूध आता है। स्तनपान के समय दूध आने के पूर्व, स्तनों से एक ऐसा तरल पदार्थ बहता है जो बच्चे को कुछ रोगों से बचाता है स्तनपान करने वाले बच्चे का पेट उतना नहीं खराब होता जितना ऊपर का दूध पीने वाले बच्चे का होता रहता है। स्तनों के दूध की एक विशेषता यह भी होती है कि वह हमेशा ताजा रहता है। इससे इसे पीने वाले बच्चे के पेट में किसी कीटाणु के जाने की आशंका नहीं रहती।

प्रश्न—कभी-कभी स्तनों के चुचूक (निप्पल)से खून निकल आता है। क्या यह कोई बीमारी है ?

उत्तर—गर्भावस्था के अन्तिम दिनों में ऐसा कभी-कभी हो जाता है। कभी-कभी स्तनपान कराने वाली माताओं को भी स्तनपान की शुरूआत के दिनों में ऐसा हो जाता हैं। लेकिन यह किसी रोग का लक्षण नहीं है। इससे केवल यह पता चलता है कि यहां पर खून की सप्लाई बढ़ गई है।

प्रश्न—वीर्य क्या होता है ?

उत्तर—वीर्य एक गाढ़ा-सा लिसलिसा तरल पदार्थ होता है जो पुरुष के आंतरिक जनन-अंगों में तैयार होता है। लिंगस्खलन में यही पदार्थ बाहर निकलता है। इसी में बहकर शुक्राणु बाहर आते है। यह तरल पदार्थ कई स्राव और तरल वस्तुओं से मिल कर बनता है।

प्रश्न—यदि वीर्य को शरीर के बाहर न निकाला जाए, तो क्या होगा ?

उत्तर—यह एक ऐसा प्रश्न है, जिसे लेकर सदियों से मानव परेशान रहा है। वीर्य को पुरुष का सत, चरम तत्व, परम ऊर्जा, शक्ति का साकार रूप आदि कहा जाता रहा है। लोगों का यह विचार रहा है कि वीर्य-रक्षा से शरीर का यौवन बना रहता है। डा० हैन्ना स्टोन और डा० अब्राहम स्टोन ने अपनी पुस्तक 'मैरिज मैनुअल' में एक दिलचस्प उदाहरण पेश किया है। उसे जान लेना प्रासंगिक होगा। पिछली सदी के मध्य में ओनीडा कम्यूनिटी में कुछ लोगों ने यह फैसला किया कि वे स्खलन नहीं होने देंगे। ऐसा उन्होंने इस ख्याल से किया कि संभोग के बाद गर्भ धारण की नौबत नहीं आएगी और उनके शरीर में वीर्य के बचे रहने से उनकी शारीरिक ऊर्जा बची रहेगी। उन लोगों का प्रयोग काफी दिनों तक चला। लेकिन दुर्भाग्य से इस प्रयोग के बाद किसी ने यह अध्ययन नहीं किया कि वीर्य बचाने से उन्हें क्या-क्या लाभ हुए। इसलिए इस विषय में कुछ कह पाना कठिन है। आधुनिक डाक्टरों के विचार से वीर्य को खर्चने से शरीर को कोई नुकसान नहीं होता।

प्रश्न—यदि काफी दिनों तक सम्भोग न किया जाए तो क्या शुक्राणु अधिक सशक्त होते हैं ?

उत्तर—काफी दिनों तक सम्भोग से बचे रहने वाले लोंगों के पहले स्खलन में जो वीर्य निकलता है, उसके शुक्राणु कमजोर होते हैं जबकि बीच-बीच में सामान्य रूप से सम्भोग करते रहने वाले लोगों के वीर्य के शुक्राणु अधिक सक्रिय और सशक्त होते हैं। इससे यही प्रमाणित होता है कि शुक्राणु नलिकाओं में पड़े-पड़े कमजोर हो जाते हैं।

प्रश्न—क्या वीर्य-स्खलन से कमजोरी आ जाती है ?

उत्तर—नहीं, ऐसी कोई बात नहीं हैं। वीर्य के शरीर से बाहर निकल जाने पर किसी भी प्रकार की कमजोर नहीं आती, न ही इससे शरीर का कोई भाग या अंग विकृत ही होता है। बल्कि सच बात तो यह है कि वीर्यपात से शरीर में सुखानुभूति होती है जो अपने-आप में मनोवैज्ञानिक प्रभाव डालती है और इससे आनन्द की वृद्धि होती है, कुण्ठाएं पिघलने लगती हैं। यहां यह बता देना भी जरूरी लगता है कि हम सम्भोग द्वारा होने वाले वीर्यपात की ही बात नहीं कर रहे है। वीर्य-स्खलन किसी भी प्रकार से हो—उससे कोई कमजोरी नहीं आती।

प्रश्न—जननेन्द्रिय के आस-पास के बालों को उस्तरे से साफ करना चाहिए अथवा नहीं ?

उत्तर—भारत में जिन लोगों के पास अपना उस्तरा होता है, वे इस स्थान के बालों को प्रायः साफ करते हैं। इससे वहां की चिकनी स्वच्छ त्वचा सम्भोग के पूर्व सम्भोग के साथी को उत्तेजित करती है।

प्रश्न—जननेन्द्रिय के बालों में क्या जुएं पड़ सकते हैं ?

उत्तर—गन्दगी से सब कुछ सम्भव है। जो लोग इन बालों को पानी से धोकर साफ नहीं करते, उनके इन बालों में जुएं या चीलर पड़ जाते हैं। उनके रहने पर काफी खुजली होती है। इन चीलरों को सामान्य दृष्टि से देखा जा सकता हैं। ये घुन से छोटे और पतले होते हैं।

प्रश्न—सम्भोग के बाद कभी-कभी लिंग में जलन-सी होने लगती है। इसका क्या इलाज है ?

उत्तर—सम्भोग करने के बाद चौबीस घंटों के अन्दर-अन्दर कभी-कभी लिंग मुंड़िका सूज जाती है और वहां खुजली के साथ जलन होती है कभी-कभी यह सूजन लिंग की सुपाड़ी के निचले भाग में होती है, उस जगह जहां सुपाड़ी की चमड़ी लिंग-मुंड से जुड़ी रहती हैं।

यह सूजन प्रायः सम्भोग के घर्षण के कारण हो जाती है। इससे बचने के लिए सम्भोग के पूर्व चिकने तरल पदार्थ का लेप करना चाहिए। इससे घर्षण सरल हो जाता है। चिकनाई के लिए गरी का तेल, क्रीम, वैसेलीन या लुब्रिकेटिंग जेली का इस्तेमाल अच्छा रहता है। कुछ लोगों को मुख के थूक का प्रयोग ही अच्छा लगता है।

प्रश्न—क्या चुम्बन करने से कोई बीमारी हो सकती है ?

उत्तर—हां, यदि दोनों व्यक्तियों में से किसी को ऐसी बीमारी है जो स्पर्श से फैलती है, तो वह दूसरे व्यक्ति को भी लग सकती है। जुकाम, दांत के कई रोग, जुबान के छाले आदि इस प्रकार से दूसरे व्यक्ति को लग सकते हैं। कई बड़ी बीमारियां भी सांस या थूक के द्वारा एक व्यक्ति से दूसरे को पकड़ सकती है।

प्रश्न—जीवन में सैक्स का क्या महत्व है ?

उत्तर—जन्म से लेकर मृत्यु तक हर मनुष्य दो प्रवृत्तियों से बंधा हुआ है। एक तो भोजन की भूख से और दूसरे सैक्स की भूख से। इन दोनों से बचने का कोई मार्ग नहीं है।

सैक्स की प्रवृत्ति या भावना कोई ऐसी चीज नहीं है जिसे मनुष्य ने आविष्कृत किया हो। यह तो हमारे ऊपर प्रकृति ने थोप रखी है। प्रकृति ने ऐसा जान-बूझकर किया है ताकि मानव समाज कायम रहे। इसीलिए सैक्स को प्रकृति ने सबसे आनन्ददायक रूप में बनाया है। सम्भवतः सैक्स के आनन्द से बढ़कर और कोई आनन्द न होगा। सैक्स सम्बन्धों से बढ़कर संतोषदायी और कोई सम्बन्ध शायद ही कहीं हो। बिना सैक्स के किसी भी स्त्री या पुरुष का जीवन पूर्ण नहीं होता।

प्रश्न—सैक्स-तृप्ति की सीमा कहां तक है ?

उत्तर—सैक्स-तृप्ति के दो उद्देश्य हैं : वंश चलाना और प्रेम-भावना की अभिव्यक्ति।

वंश चलाने के लिए जो सैक्स क्रियाएं की जाती हैं वे बहुत कम समय लेती हैं। किसी व्यक्ति का सैक्स-जीवन लगभग सात हजार घंटों का होता है, जबकि मात्र जनन के उद्देश्य वाली क्रियाएं इनमें से केवल दस घंटे ही पाती हैं। कहने का तात्पर्य यह है कि शेष समय प्रेम-भावना की अभिव्यक्ति को जाता है।

प्रश्न—क्या छोटे लिंग वाला पुरुष स्त्री को काम-सुख नहीं पहुंचा पाता?

उत्तर—नहीं, ऐसा नहीं। सम्भोग के लिए प्रस्तुत योनि में जो पेशीय प्रतिक्रियाएं होती हैं उनके अनुसार योनि की दीवारें और विशेषकर गर्भमुखिका बाहर आ जाने के लिए कोशिश करने लगती है। लिंग योनि के सम्मिलन में लिंग जितना आगे बढ़ता है योनि की गर्भमुखिका भी उतना ही आगे आने को तत्पर होने लगती है। ऐसी दशा में कभी-कभी यदि लिंग बाहर आ जाए और केवल शिश्न मुंड ही योनि पर दबाव डाले तो भी स्त्री को चरम-सुख प्राप्त हो जाता हैं। अनेक स्त्रियों को तो कामोत्तेजना के समय शिश्न का अत्यधिक प्रवेश कष्ट प्रदान करने लगता है। वस्तुतः स्त्री को सम्भोग के समय लिंग का योनि की दीवारों से घर्षण करना जितना अच्छा लगता है। उतना ही भगनासा का घर्षण भी। भगनासा योनि के बाहर ही होती है और योनि की सामान्य गहराई साढ़े तीन इंच होती है। इस प्रकार सम्भोग की प्रारम्भिक अवस्था के दौरान साढ़े तीन इंच तक योनि-प्रवेश पर्याप्त होता है। इससे अधिक लिंग प्रवेश सामान्य स्थिति में कष्ट पहुंचाता है। परन्तु काम की पूर्ण उत्तेजना में योनि के लचीलेपन के कारण स्त्री उस कष्ट को भी बर्दाश्त कर जाती है और पुरुष सोचता है कि स्त्री को बहुत लम्बे शिश्न की आवश्यकता है।

प्रश्न—क्या प्रारम्भिक गर्भावस्था में सम्भोग किया जा सकता है ?

उत्तर—हां, क्यों नहीं। पुराने जमाने में यह माना जाता था कि गर्भिणी स्त्री से सम्भोग नहीं करना चाहिए। लेकिन अब ऐसा मानने का कोई कारण नहीं मिलता। हां, यदि पहले कभी गर्भपात हो चुका हो, तो प्रारम्भिक महीनों में सम्भोग से बचना चाहिए।

प्रश्न—गर्भावस्था के आखिरी दिनों में क्या सम्भोग करना मुनासिब है ?

उत्तर—आजकल डाक्टर इस विचारधारा के हैं कि यदि गर्भावस्था सामान्य है, तो सम्भोग क्रिया अन्तिम डेढ़-दो महीनों को छोड़कर जारी रखी जा सकती है। अन्तिम छः या आठ सप्ताहों में यह आशंक रहती है कि कहीं धक्कों के कारण प्रसवपीड़ी न शुरू हो जाए। साथ ही यह आशंका भी रहती है कि सम्भोग के द्वारा कोई रोगाणु योनि अथवा गर्भाशय में न पहुंच जाए। कुछ डाक्टरों का कहना है कि गर्भिणी के साथ सम्भोग करते समय लिंग को बड़ी गहराई तक प्रवेश नहीं कराना चाहिए अन्यथा इससे गर्भाशय पर दबाव पड़ेगा।

प्रश्न—क्या यह सम्भव है कि कौमार्य झिल्ली के रहते हुए भी वीर्य या शुक्राणु योनि की तह तक पहुंच जाएं?

उत्तर—हां, कौमार्य झिल्ली में एक पतला-सा छेद होता है जिससे मासिक धर्म के समय रज निकला करता है। यदि योनि के मुख के समीप ही वीर्य-स्खलन हो तो यह

हो सकता है कि वीर्य की कुछ बूंदें या कुछ शुक्राणु योनि के भीतर प्रवेश कर जाएं।

प्रश्न—क्या बिना सम्भोग के भी गर्भ रह सकता है।

उत्तर—आप जानते हैं कि गर्भ धारण करने के लिए शुक्राणु और डिम्ब का मिलन जरूरी होता है। इसके लिए सम्भोग आवश्यक होता है। सम्भोग पूर्ण भी हो सकता है और अपूर्ण भी। दोनों ही दशाओं में गर्भ-धारण हो सकता है।

प्रश्न—बलात्कार का क्या अर्थ है।

उत्तर—जैसा कि शब्द से ही पता चल रहा है, इसका अर्थ है किसी स्त्री या लड़की के साथ जबर्दस्ती सम्भोग करना।

प्रश्न—क्या किसी स्त्री या लड़की के साथ जबर्दस्ती मैथुन किया जा सकता है?

उत्तर—सैद्धांतिक रूप से ऐसा सम्भव नहीं है। किन्तु 'जबर्दस्ती' का मतलब क्या हुआ, यह सोचना पड़ेगा। 'जबर्दस्ती' भी अनेक प्रकार से की जा सकती है.....आगे कुछ कहने के पहले बाल्जाक की एक कहानी सुनाऊं।

किसी शहर में एक काजी रहते थे। एक बार उनके पास एक औरत रोती हुई आई। बोली, 'हुजूर, मेरे साथ ज्यादती हुई है। फलां ने मेरे साथ जबर्दस्ती की है और मेरी इज्जत लूटी है।'

काजी उठकर घर में गए और एक सुई-तागा ले आए। बोले, 'मैं यह सूई पकड़े हूं। तू इसमें तागा डाल।'

स्त्री ने तागा ले लिया और उसकी नोंक को कड़ा और पैना कर लिया। फिर उसने काजी के हाथ की सुई में तागा डालने की कोशिश की। लेकिन वह सफल न हुई, क्योंकि जैसे ही तागा सुई की आंख में जाने को होता, काजी हाथ हिला देते। औरत ने बड़ी कोशिश की, लेकिन कामयाब न हो सकी। तब काजी रुके और फैसला देते हुए बोले, 'बता जबर्दस्ती किसे कहते हैं। मेरे न चाहने पर तू छेद में तागा डाल पाई ?'

औरत ने सुई काजी के हाथ से ले ली और बोली, 'गुस्ताखी माफ! सरकार, अब आप तागा डालें।'

काजी ने तागा डालने की चेष्टा की। किन्तु स्त्री सुई को थोड़ा-सा हिला देती। इससे तागा छेद में न जा पाया। काजी मुस्करा-मुस्कराकर तागा डालने की कोशिश करते रहे उनके चेहरे से लग रहा था कि जैसे पूछ बैठेंगे कि जबर्दस्ती क्या होती है।

तभी अचानक औरत एक क्षण को रुकी और बोली, 'उफ् मैं तो थक गई!'

क्षण-भर के लिए हाथ हिलाना रोकने से तागा सूई में चला गया था। औरत बोली, 'हुजूर, इसी को जबर्दस्ती कहते हैं।'

तो जैसा कि इस कहानी से ध्वनित हुआ, यदि कोई पुरुष बुरी तरह से बलप्रयोग करने लगे और इतनी देर तक करे कि बेचारी स्त्री थककर हार जाए और पुरुष उससे सम्भोग कर ले तो यह बलात्कार कहलाएगा। इसके साथ ही यह बात भी है कि यदि किसी लड़की को डरा-धमकाकर, फुसलाकर, चालबाजी चलकर, धोखे से या और किसी प्रकार से स्त्री की अनिच्छा पर उसके साथ जबर्दस्ती मैथुन किया जाए, तो वह भी कानूनन

बलात्कार ही होगा। कानून के अनुसार एक बात और भी है—नाबालिग लड़की मैथुन के लिए रजामन्द नहीं हो सकती—ऐसा माना जाता है। तो इस प्रकार अवयस्क लड़की के साथ किया गया सम्भोग 'गैर कानूनी मैथुन' कहलाता है जो बलात्कार की श्रेणी में ही आता है और अपराध है।

प्रश्न—क्या यह सम्भव है कि स्त्री को पूर्ण तृप्ति न मिले फिर भी वह गर्भवती हो जाए ?

उत्तर -हां, यह सम्भव है। बल्कि यह कहना चाहिए कि ऐसा प्रायः ही हो जाता है। सम्भोग में तृप्ति या अतृप्ति या पूर्ण तृप्ति मिलना एक बात है। और गर्भ का निर्माण दूसरी बात। तृप्ति का सम्बन्ध शारीरिक बनावट से है और गर्भ का शुक्र तथा डिम्ब के मिलन से है। अनेक स्त्रियां गर्भ-धारण करने में अयोग्य होती हैं, फिर भी वे सम्भोग में चरम सुख पाती हैं। इसी प्रकार अनेक पुरुषों के वीर्य में शुक्र नहीं होता फिर भी वे पूर्ण तृप्ति प्राप्त करते हैं और अपनी संगिनी को भी पूर्ण तृप्ति प्रदान कर पाते हैं। गर्भ-धारण के लिए शुक्र को डिम्ब तक पहुंचना होता है, चाहे इसके लिए सम्भोग न भी किया जाए। इसीलिए कभी-कभी यह भी सुनने में आता है कि किसी सम्भोगरता स्त्री का वह वस्त्र जिसमें वीर्य लगा रह जाता है, पहन लेने पर किसी ऐसी दूसरी स्त्री को भी गर्भ रह गया जो सम्भोग में रत हुई ही नहीं।

यहां तक कह सकते हैं कि प्रकृति ने स्त्री के साथ थोड़ी बेइंसाफी बरती है। वह इस प्रकार कि पुरुष तो बिना सुख पाए स्खलित हो ही नहीं सकता और इस प्रकार वह बिना सुख का अनुभव किये सन्तान का बीजारोपण नहीं कर सकता जबकि स्त्री सम्भोग के चरम आनन्द को पाए बिना भी सन्तान धारण कर सकती है। इससे ऐसा लग सकता है कि जैसे सम्भोग सुख पुरुष के भाग्य में ही लिखा है। स्त्री को मिल जाए तो मिल जाए अन्यथा वह अभाव में ही रहेगी। लेकिन ठीक ऐसा नहीं है। निश्चय ही स्त्री भी सम्भोग में मिलने वाले आनन्द की उतनी ही अधिकारी है जितना पुरुष। वास्तव में सम्भोग-क्रिया के कौशलों को सीखकर और कोई शारीरिक रोग होने पर डॉक्टर की सहायता से उसे दूर कर स्त्री सम्भोग के चरम आनन्द को पा सकती है। बल्कि कहना चाहिए कि उसका चरम आनन्द पाना ही सच्चे अर्थों में पुरुष के लिए चरम आनन्द है।

प्रश्न—वेश्या के साथ सम्भोग करने में क्या कोई बुराई है ?

उत्तर—हां वेश्या के साथ सम्भोग करने में इस बात का डर बराबर रहता है कि कहीं कोई रति-रोग न हो जाए। इस लिए अच्छा यही है कि वेश्या के साथ सम्भोग करने से बचा जाए।

प्रश्न—यदि किसी वेश्या को रति-रोग न हो तो क्या उसके साथ सम्भोग किया जा सकता है ?

उत्तर—रति-रोग में बचाव की दृष्टि से तो उसके साथ सम्भोग किया जा सकता है। लेकिन कई दृष्टियों से वेश्या के साथ सम्भोग करना लगभग हस्तमैथुन जैसा ही होता है

संभोग का उद्देश्य केवल वीर्यपात ही नहीं होता। सम्भोग के लिए दोनों साथियों को शारीरिक और मानसिक रूप से तैयार होना पड़ता है। भावनात्मक तादात्म्य के रहने पर ही सम्भोग क्रिया पूर्ण और सन्तोषप्रद होती है। वेश्या के साथ तीनों ही बातें नहीं होती। वेश्या की ओर से कोई भावनात्मक लगाव नहीं होता। वह शारीरिक और मानसिक रूप से भी पुरुष का साथ नहीं दे पाती। पुरुष को सम्भोग का आनन्द तभी मिलता है जब वह समझे कि उसके माध्यम से स्त्री सन्तुष्ट हुई। वेश्या कभी भी अपने रतिसुख के लिए सम्भोग नहीं करती। वह पैसे के लिए इस काम में लगती हैं। इस कारण ग्राहक को बराबर लगता रहता है कि वह यह सुख पैसे से खरीद रहा है, अपने पौरुष से नहीं। इससे पुरुष ग्राहक को भावनात्मक सन्तुष्टि नहीं मिल पाती। शारीरिक सुख भी वेश्या नहीं दे पाती, क्योंकि वह सम्भोग में बराबर का हिस्सा नहीं लेती। वह तो मुर्दा की तरह शैय्या पर पड़ जाती है, पुरुष जो चाहे सो करके अलग हो ले।

प्रश्न—शादी के प्रारम्भिक दिनों में जिस गहराई से प्रेम जागता है, वह दिनों-दिन कम क्यों होता जाता है ?

उत्तर—इसका सीधा-सा कारण तो यह है कि प्रारम्भ में दम्पत्ति को कौतूहल होता है और शरीर में अधिक रुचि लेते हैं और अधिक-से-अधिक शारीरिक मिलन की चेष्टा करते हैं। फिर धीरे-धीरे ज्यों-ज्यों शारीरिक उबाल कम होता है, वे कतराने लगते हैं।

प्रश्न—विवाहित जीवन को सफल बनाने के लिए पति-पत्नी को किन बातों का ध्यान रखना चाहिए ?

उत्तर—विवाहित जीवन में पूर्ण सुख और सन्तोष पाने के लिए पति-पत्नी यदि निम्नलिखित नुक्तों को ध्यान में रखे रहें तो कोई ताकत नहीं जो उन्हें उनके अभीष्ट में दिक्कत पैदा करे—

- अपने-आपको अच्छी तरह समझो।
- अपने जीवन-साथी का महत्व समझो और उसकी कदर करो।
- याद रखो कि विवाहित जोड़ा दो शरीरों वाला एक प्राण होता है।
- शारीरिक प्रेम की कला सीखो।
- अच्छे माता-पिता बनने की तैयारी करो।
- अपने परिवार को सुबुद्धि से नियोजित करो।
- विवाहित जीवन में सहनशीलता अत्यन्त महत्वपूर्ण नुस्खा है।
- विवाह को एक पौधे की तरह पोसो।
- यदि जरूरत पड़ जाए तो सही व्यक्तियों की राय लो।
- अपने जीवन-साथी से जिस चीज की उम्मीद करते हो वही उम्मीद तुम्हारा जीवन-साथी भी तुमसे करता है।
- एक-दूसरे की जरूरतों और भावनाओं की कदर करो।
- क्षमा करना सीखो ताकि दूसरा भी तुम्हें क्षमा कर सके।
- शासन करने की कोशिश न करो।

○ तिरस्कार करने की कोशिश न करो।
○ जीवन-साथी की कमजोरियों की खिल्ली न उड़ाओ।
○ साथी के प्रति वफादार रहो ताकि वह भी तुम्हारे प्रति वफादार रहे।
○ अपने सुख-दुख दोनों को साथी के साथ बांटना सीखो।

प्रश्न—गर्भ-निरोधक सामानों में सर्वश्रेष्ठ कौन-सा है ?

उत्तर—सच बात तो यह है कि हर सामग्री की अपनी-अपनी अच्छाई है। इस्तेमाल करने वाले को जो जंच जाए। किसी-किसी को कांडोम (टोपी या फ्रेंच लेदर) से चिढ़ होती है। अनेक लोग ऐसे मिलते हैं जो इसी को पसन्द करते हैं। कुछ स्त्रियों को टिक्की (ओरल पिल्स) खाना बड़ा सुविधाजनक लगता है तो बहुत-सी इससे कतराती हैं। कहने का मतलब यह है कि यह उपभोक्ता की सुविधा और रुचि पर निर्भर है कि वह किस विधि को सर्वोत्तम समझता है।

प्रश्न—कांडोम के प्रयोग से सम्भोग का आनन्द कम हो जाता है। क्या यह बात सच है ?

उत्तर—बिलकुल सच नहीं है। सच तो यह है कि इसके प्रयोग से व्यक्ति सुरक्षित अनुभव करता है और फलस्वरूप 'गर्भ रह जाने के भय' से मुक्त होकर निर्द्वन्द्व सम्भोग करता है। लिंग पर इसके चढ़ जाने से जहां लिंग की संवेदनशीलता कुछ कम हो जाती है वहां इस कारण पुरुष स्खलन जल्दी नहीं होता। बिना कांडोम के जितना स्तम्भन होता है, कांडोम के साथ उससे अधिक होता है। इसलिए यह पुरुषों को प्रिय होता है। स्त्रियां भी इससे सुखी रहती हैं क्योंकि इसके कारण उन्हें सम्भोग के तुरन्त बाद उठकर गुसलखाने में जाकर सफाई नहीं करनी पड़ती है।

प्रश्न—शीघ्रपतन क्या है ?

उत्तर—शीघ्रपतन सैक्स की एक ऐसी समस्या है जिसका सम्बन्ध पुरुष से होता है।

शीघ्रपतन का मतलब है—पुरुष का शीघ्र ही तथा स्त्री के यौन-सुख प्राप्त करने से पहले ही स्खलित हो जाना।

प्रश्न—शीघ्रपतन पुरुष के सैक्स-जीवन की क्या एक असाधारण बात है?

उत्तर—आमतौर पर यही समझा जाता है कि शीघ्रपतन पुरुष के सैक्स-जीवन की एक असाधारण बात है।

यह समझ लेने की बात है कि पुरुष तुरन्त ही उत्तेजित हो जाता है और जल्दी ही स्खलित होता हैं। इसके विपरीत स्त्री देर में उत्तेजित होती है और देर में शान्त।

पुरुष यदि उत्तेजना अनुभव करते ही रतिक्रिया आरम्भ कर देता है तो स्वाभाविक है कि वह जल्द ही स्खलित भी हो जाता है।

पुरुष द्वारा स्खलित होने की इस अवस्था को शीघ्रपतन नहीं समझना चाहिए, बल्कि पहले स्त्री को तैयार करके फिर उससे यौन-सम्बन्ध स्थापित करना चाहिए।

जो लोग रतिक्रिया से पहले स्त्री को तैयार तो कर लेते हैं और रति सिर्फ कुछ मिनट

करके स्खलित हो जाने को शीघ्रपतन समझते हैं, यह उनकी अज्ञानता है।

प्रश्न—मुझे अपनी नवविवाहिता पत्नी से सम्भोग करना है जो वास्तव में अक्षत योनि है। कृपया बताइए कि प्रथम बार ऐसी लड़की के साथ सम्भोग करना क्या सचमुच कोई कठिनाई पैदा करता है ? क्या प्रथम सम्भोग में सदा ही रक्त-स्राव होता है ?

उत्तर—जो अक्षत योनि कुमारी लड़कियां विवाह करती है उनमें से पैंतीस से चालीस प्रतिशत तक ऐसी होती हैं जिनके प्रथम सम्भोग में कुमारिच्छद फटते समय कुछ रक्त निकलता है। साठ से पैंसठ प्रतिशत तक मामले ऐसे होते हैं जिनमें रक्त बिल्कुल नहीं निकलता।

ऐसे बहुत से मामलों में जिनमें कुमारिच्छद के फटने से खून निकलता है, उनमें भी कोई वास्तविक परेशानी नहीं होती। बहुत थोड़े मामले ऐसे होते हैं जिनमें कुमारिच्छद बहुत सख्त होते हैं और वह फटने में काफी समय लेता है। ऐसा कुमारिच्छद भी अक्सर इतना फैल जाता है कि सम्भोग सरलता से किया जा सके। केवल कुछ मामले ऐसे होते हैं जिनमें डाक्टर की सहायता लेकर कुमारिच्छद को कटवाना पड़ता है।

प्रश्न—क्या किसी कुंवारी लड़की के प्रथम बार सम्भोग करने पर खून अवश्य निकलता है ?

उत्तर—बहुत से व्यक्ति ऐसे होते हैं जो स्त्री के कुमारिच्छद के विषय में मूर्खतापूर्ण धारणाएं रखते हैं।

वास्तविकता यह है कि यह झिल्ली या पर्दा योनि के बाहरी भाग से डेढ़-दो इन्च अन्दर की ओर लगा होता है तथा इसमें छेद भी होता है। जिसमें से होकर मासिक स्राव निकलता रहता है। किसी की झिल्ली में एक लम्बी झिरी-सी होती है, किसी की झिल्ली में कई छोटे-छोटे छेद होते हैं, परन्तु अधिकांश कुमारियों की इस झिल्ली में एक ही छेद होता है।

किसी-किसी स्त्री के कुमारिच्छद में यह छेद इतना बड़ा भी देखा गया है कि उसमें शिश्न चला जाए और फिर भी झिल्ली न फटे। कुमारिच्छद की इस विशिष्ट रचना के कारण यह संभव है कि कोई स्त्री सम्भोग भी करती रहे और उसका कुमारिच्छद भी बना रहे। ऐसा तब होता है जब उसके कुमारिच्छद की झिल्ली बड़ी और लचीली होती है और वह पुरुष के शिश्न के धक्के के साथ योनि में पीछे की ओर दब जाती है। जब किसी कुमारिच्छद में कड़ापन नहीं होता और वह शिश्न के मार्ग को टकराकर नहीं रोकती तो उसके फटने का प्रश्न ही नहीं उठता। इसका परिणाम यह होता है कि सम्भोग क्रिया चलती रहती है और कुमारिच्छद भी सुरक्षित बना रहता है।

ऐसी लड़कियां भी देखने में आई हैं जिनके शरीर में जन्म के समय से ही कुमारिच्छद नहीं होता। कुछ स्त्रियों के अन्दर ऐसा साधारण-सा कुमारिच्छद होता है कि वह थोड़े दिनों में धीरे-धीरे सिकुड़कर पूर्णतया गायब हो जाता है। इसके अतिरिक्त उछलकूद करने, शारीरिक व्यायाम आदि करने से भी कभी-कभी कुमारिच्छद फट जाता है सम्भोग से तो प्रायः यह फटता ही है। यदि कुमारिच्छद काफी पतला हो तो उसके फटने पर अनेक

बार रक्त नहीं निकलता। इसलिए यह मानकर नहीं चलना चाहिए कि प्रथम बार सम्भोग करने से किसी कुंवारी लड़की के शरीर में से रक्त अवश्य निकलेगा। साथ ही, किसी भी पति को यह नहीं मान लेना चाहिए कि यदि उसकी पत्नी के शरीर में से प्रथम सम्भोग के समय रक्त नहीं निकला है तो उसका शील अवश्य भंग हो चुका है। वास्तव में इस रक्त-स्राव से लड़की की पवित्रता का काई सम्बन्ध नहीं है।

प्रश्न—मेरी और मेरी प्रेमिका की आयु इक्कीस वर्ष के लगभग है। हम जल्दी ही विवाह करने की योजना बना रहे हैं। हम जानना चाहते हैं कि सुहाग-रात्रि को जब सम्भोग करते समय कुमारिच्छद फट जाए तो हमें सम्भोग क्रिया जारी रखना चाहिए अथवा उसी समय बन्द कर देनी चाहिए ? क्या सम्भोग जारी रखने से स्त्री को पीड़ा या किसी प्रकार की हानि हो सकती है ? इस जख्म को भरने में कितना समय लगता है ?

उत्तर—जब स्त्री के साथ प्रथम बार सम्भोग किया जाता है तब कुमारिच्छद या तो फट जाता है या फैल जाता है। यदि वह फट जाता है तो उसमें से कुछ खून निकलता है। इस रक्त की मात्रा एक या दो चाय के चम्मच-भर होती है। परन्तु यदि रक्त का निकलना जारी रहे अथवा अधिक मात्रा में निकल आए तो बधू को भयभीत होने की आवश्यकता नहीं है। उसे देखना चाहिए कि योनि में से रक्त किस स्थान से निकल रहा है और एक छोटा-सा साफ कपड़ा उस स्थान पर रखकर उंगली से दबाना चाहिए। इस उपाय से रक्त निकलना बन्द हो जाता है। कपड़े को उस स्थान में लगभग बारह घण्टे रहने देना चाहिए और उसके बाद जरा से गुनगुने पानी से इसे तर करके बाहर निकाल लेना चाहिए ताकि और रक्त न निकले। अगले दिन दम्पत्ति मैथुन कर सकते हैं। यदि फिर रक्त निकले तो इसी प्रकार कपड़ा रखकर दबाना चाहिए।

यदि शिश्न के प्रवेश करते समय स्त्री को पीड़ा होती हो या पत्नी बहुत भयभीत हो तो कुछ प्रारम्भिक दिनों में सम्भोग करते समय पूरा शिश्न उसकी योनि में नहीं डालना चाहिए। परन्तु विद्वानों का यह भी मत है कि सम्भोग के लिए बहुत अधिक समय तक प्रतीक्षा भी नहीं करनी चाहिए। बहुत लम्बे समय तक सम्भोग क्रिया को टालते रहने से पत्नी के मन में चिन्ता और पति के मन में निराशा उत्पन्न होने लगती है।

प्रश्न—मैं जल्दी ही अपना विवाह करने की योजना बना रहा हूं, परन्तु मेरी मंगेतर ने एक ऐसी बात कह दी है जिससे मैं परेशानी में पड़ गया हूं। उसने कहा है कि उसे इस बात में सन्देह है कि उसे यौन सम्बन्धों से वास्तव में सन्तोष हो सकेगा, क्योंकि उसके विचार से उसकी योनि बहुत ही छोटी है। ऐसी दशा में क्या इस कठिनाई से किसी प्रकार निकला जा सकता है ? अगर हां, तो कैसे ?

उत्तर—ऐसा बहुत कम होता है कि योनि मार्ग इतना छोटा हो कि यौन समागम ही न हो सके। साधारणतः स्त्रियों में जो यह आशंका होती है कि उनके यौन अंग बहुत छोटे हैं, उसके मुख्यतया दो आधार होते हैं और वे दोनों ही आधार भ्रामक एवं गलत हैं।

(१) एक बात तो यह है कि पुरुष के तने हुए शिश्न के आकार के विषय में जो

विवरण दिया जाता है, वह बहुधा अतिशयोक्तिपूर्ण होता है, अर्थात् जितना उसका वास्तविक आकार होता है, उससे कई गुना बढ़ा चढ़ाकर उसे बताया जाता है।

(२) लोग इस बात को बहुत कम समझते हैं कि योनि एक ऐसा अंग है जो मांसपेशियों से बना है और उसके आकार में भारी परिवर्तन हो सकता है। यह बात केवल इसी से सिद्ध हो जाती है कि वह प्रसव के समय इतनी फैल जाती है कि उसमें से होकर शिशु बाहर निकल आता है। अतः योनि मोटे-से-मोटे शिश्न को भी आसानी से बर्दाश्त कर सकती है।

इसके अतिरिक्त एक अन्य समस्या भी है जिसपर विचार करना आवश्यक है। यह समस्या नवयुवती की उस मानसिक दशा पर आधारित हो सकती है जिसके अनुसार वह इस भ्रम का शिकार होती है कि विवाहित जीवन में यौन सम्बन्धों में और शिशु को जन्म देते समय स्त्री को बहुत अधिक पीड़ा होती है। यह भ्रम उसके मन में सुनी-सुनाई बातों से जड़ पकड़ लेता है और उसे बड़ी कठिनाई से निकाला जा सकता है। इस भ्रम के कारण स्त्री न तो सुखी पत्नी बन सकती है और न सुखी माता। उसका दाम्पत्य जीवन इतना दुखी हो जाता है जितना कि उसके अंगों में वास्तविक खराबी होने के कारण होता है। ऐसा प्रतीत होता है कि आपकी मंगेतर शारीरिक रूप से नहीं, मानसिक रूप से परेशान है। उसे किसी लेड़ी डाक्टर से अपनी जांच करा लेनी चाहिए। जब तक विवाह से पूर्व इस प्रकार की यौन कठिनाई से छुटकारा न पा लिया जाए, तब तक यह आशा नहीं की जा सकती कि आपका वैवाहिक जीवन सुखी एवं सन्तोषप्रद हो सकेगा।

प्रश्न—मेरी आयु ३७ वर्ष की है और मेरा विवाह अभी हाल ही में हुआ है। कृपया हमें परामर्श दीजिए कि हमारे बच्चे उत्पन्न हो सकते हैं या नहीं ? डाक्टर का कहना है कि मेरी योनि बहुत छोटी व तंग है। मेरी मांसपेशियां बहुत सख्त हैं। मेरी रक्त बहुत मन्द गति से क्रिया करता है, मैं कुछ बेचैन और सूखी-सी स्त्री हूं। मेरी प्रकृति भी चिन्ता करने की है। कृपया मुझे उपयोगी सलाह दीजिए।

उत्तर—आपके सन्तान हो सकती है या नहीं, इसका निर्णय आप ही के ऊपर निर्भर करता हैं। कोई डाक्टर तो शारीरिक रोग या अव्यवस्था के सम्बन्ध में ही परामर्श दे सकता है।

चूंकि आप ३७ वर्ष की हो चुकी हैं, इसलिए यदि आप सन्तान उत्पन्न करना चाहती हैं तो इसकी योजना जल्दी-से-जल्दी बना डालिए। हम आंकड़ों के आधार पर कह सकते हैं कि स्त्री की आयु चालीस वर्ष से अधिक हो जाने पर या तो उसके सन्तान होती ही नहीं है और यदि होती भी है तो वह असामान्य होती हैं। इस प्रकार के असामान्य विकृत अंग वाले या अन्य दोष युक्त बच्चे युवतियों की अपेक्षा प्रौढ़ाओं के ही अधिक होते हैं।

आपने जिस संकीर्णता की बात कही है, वह सम्भवतः वस्ति प्रदेश में है। इससे आज के वैज्ञानिक युग में कोई विशेष कठिनाई नहीं होती।

आपके रक्त सम्बन्धी दोष को विटामिन 'के' के प्रयोग से ठीक किया जा सकता है। सन्तानोत्पादन के सम्बन्ध में निश्चय करते समय आपको इस बात को अवश्य ध्यान में रखना चाहए कि आपकी प्रकृति चिन्ता करने की है और आप छोटी-छोटी बातों से भयभीत हो जाती हैं।

प्रश्न—जिस समय मेरा विवाह हुआ था, उस समय मेरी आयु २३ वर्ष की थी। जब मैंने संभोग के लिए प्रयत्न किया तो मुझे ऐसा प्रतीत हुआ कि मैं मैथुन करने से सर्वथा अयोग्य हूं। इससे हमारे वैवाहिक जीवन में तनाव उत्पन्न हो गया और हम सदा के लिए एक दूसरे से अलग हो गए। अब मैं किसी अन्य स्त्री से प्रेम करता हूं, परन्तु मुझे डर है कि मेरे साथ फिर वैसा ही न हो जैसा कि पहले विवाह में हुआ था। कृपया मेरा मार्ग दर्शन कीजिए।

उत्तर—आप जैसे बहुत से नवयुवक हैं जो विवाह की पहली रात्रि में अपनी पत्नी के साथ सम्भोग करने में असमर्थ रहते हैं। ऐसा अनेक कारणों से होता है। इनमें से मुख्य है: भय, अत्यधिक उत्तेजना अथवा ऐसे ही अनेक कारण। यदि भय या चिन्ता के कारण ऐसा होता है तो उनके मन में प्रथम असफलता और उसका भय या चिन्ता इतने विकराल रूप में जमकर बैठ जाती है कि अगली बार जब वे सम्भोग करने का प्रयत्न करते हैं तो वे मन-ही-मन भय और आशंका से घिरे हुए होते हैं। परिणाम यह होता है कि वे दूसरी बार भी सफलतापूर्वक सम्भोग नहीं कर पाते। फिर तो उनके मन में सदा के लिए भय बैठ जाता है और वे सदैव असफल होते रहते हैं।

ऐसी स्थित में कुछ लोगों को पक्का निश्चय हो जाता है कि वे नपुंसक हैं, जबकि वे वास्तव में नपुंसक न होकर केवल भय के शिकार होते हैं।

यदि किसी मनोवैज्ञानिक से उचित सलाह लेकर उस पर अमल किया जाए तो इस प्रकार की कठिनाइयों और परेशानियों से सरलता से छुटकारा पाया जा सकता है।

प्रश्न—मेरा शिश्न उत्थान के समय बाई ओर को टेढ़ा हो जाता है। मैंने बचपन में बहुत अधिक हस्तमैथुन किया है, यह शायद उसी का दुष्परिणाम है। मैं कई वैद्य और हकीमों से इलाज करा चुका हूं, परन्तु यह टेढ़ापन नहीं गया। कृपया सलाह दीजिए कि मैं क्या करूं। मैं अभी अविवाहित हूं।

उत्तर—मैं आपको केवल यही सलाह दूंगा कि आप शान्त होकर बैठ जाइए। न तो शिश्न की ओर देखिए और न कोई इलाज कराइये। यह टेढ़ापन हस्तमैथुन के कारण नहीं होता बल्कि बिल्कुल प्राकृतिक कारणों से हो जाता है। मैं आपको यह भी बता दूं कि यह टेढ़ापन सौ में से नब्बे पुरुषों के शिश्न में देखा जाता है यह भी स्मरण रखें कि इस टेढ़ेपन से पुंसत्व शक्ति में कोई कमी नहीं आती।

प्रश्न—जिस समय स्त्री का ऋतु-स्राव चल रहा हो, क्या उस समय स्नान करना हानिकारक है? यदि ऐसा है, तो स्त्री को कितने दिन तक प्रतीक्षा करने के बाद स्नान करना चाहिए ?

उत्तर—प्रायः सभी देशों की स्त्रियां यह मानती हैं कि ऋतुस्राव के दिनों में स्नान करना हानिकारक होता है। प्राचीन काल के बहुत से स्वास्थ्य सम्बन्धी नियम इन दिनों में स्नान का निषेध करते है। ऐसा मालूम होता है कि इस विचारधारा के सम्बन्ध में लोगों को कुछ भ्रम है। उनके विचार से इन दिनों में स्नान करने से दो हानियां हो सकती हैं। एक तो यह कि इससे रक्त स्राव में रुकावट पैदा हो सकती है, जिससे स्त्री किसी रोग का शिकार हो सकती है, और दूसरे इन दिनों रक्त-स्राव के कारण गर्भाशय का मुंह खुला होता है। स्नान करने से उसी खुले द्वार में होकर पानी गर्भाशय तक पहुंच सकता है, जिससे शरीर को कोई हानि पहुंच सकती है।

ये दोनों ही विचार सही नहीं हैं केवल भ्रमपूर्ण कल्पना पर आधारित हैं। इसमें केवल इतनी ही सच्चाई है कि जिस स्त्री का ऋतु-स्राव अभी हाल में ही आरम्भ हुआ हो और वह ऐसे बहुत ठंडे पानी से स्नान करे कि वह सर्दी से कांपने लगे तो उसके रक्त-स्राव पर प्रभाव पड़ सकता है, क्योंकि इस ठिठुरन का प्रभाव शरीर के अन्य अंगों की भांति उसके यौन-तंत्र पर भी पड़ेगा। इसके विपरीत यदि टब में बैठ कर या फव्वारे के नीचे गर्मपानी! से स्नान किया जाए तो उसके शरीर या रक्तस्राव पर किसी भी प्रकार का कोई प्रभाव नहीं पड़ेगा। सच तो यह है कि उस समय सफाई विशेष रूप से आवश्यक है।

किशोरावस्था में जब सबसे पहली बार ऋतु-स्राव प्रारम्भ होता है, केवल उस समय विशेष रूप से सावधानी बरतने की आवश्यकता होती है और उस समय भी उस किशोरी की असाधारण रूप से देखभाल करना हानिकारक होता है। ऐसा करने से वह रक्त-स्राव की अवधि को अत्यधिक और अनुचित महत्व देने लगती हैं और जीवन-भर ऋतुकाल में वह एक प्रकार का निष्क्रिय जीवन व्यतीत करने लगती है।

ऋतु-स्राव न तो किसी प्रकार का रोग है और न किसी रोग का लक्षण। वह तो केवल एक साधारण शारीरिक प्रक्रिया है। इसलिए नारी अंगों की साधारण सफाई के अतिरिक्त इस प्रक्रिया की ओर विशेष ध्यान देने की आवश्यकता नहीं है। उचित तो यह है कि प्रत्येक वयस्क स्त्री इन दिनों अपनी नियमित दिनचर्या के कार्यों को यथावत करती रहे। ऐसा दशा में ऋतु-स्राव के दिनों में साधारण रूप में स्नान किया जाए तो किसी प्रकार की कोई हानि नहीं होगी। इसी प्रकार साधारण व्यायाम या सदैव किये जाने वाले दैनिक कार्यों को करने से भी रजस्वला को कोई हानि नहीं होती।

प्रश्न—मैं यह जानना चाहता हूं कि पत्नी के साथ गर्भावस्था के दिनों में यौन सम्बन्ध बनाए रखना चाहिए या नहीं ? क्या इस अवधि में यौन सम्बन्धों से बचना चाहिए ? यदि नहीं, तो इस समय संभोग करते समय किन-किन बातों का ध्यान रखना चाहिए, जिससे गर्भस्थ शिशु को कोई हानि न पहुंचे ?

उत्तर—गर्भकाल में साधारणतया संभोग से परहेज करना बिल्कुल आवश्यक नहीं है। यदि स्त्री को बार-बार गर्भपात हो जाता हो और डाक्टर ने उसे इन दिनों सम्भोग न करने की सलाह दी हो तभी इससे परहेज करना चाहिए। प्रसव से लगभग चार सप्ताह पूर्व तक

बिना किसी आंशका के संभोग किया जा सकता है।

इस अवधि में यदि स्त्री संभोग करते समय चरम उत्कर्ष को प्राप्त कर लेती है तो भी किसी प्रकार की कोई हानि नहीं होती। यह ठीक है ज्यों-ज्यों दिन अधिक बढ़ते जाते हैं, त्यों-त्यों इस बात का अधिकाधिक ध्यान रखना चाहिए कि सम्भोग करते समय पुरुष अधिक जोर का प्रयोग न करे। जिससे स्त्री के पेट पर भार पड़ता हो और शिश्न अधिक गहराई तक जाता हो, उस आसन को बदल देना चाहिए। दम्पति के लिए आवश्यक है कि वह गर्भावस्था में उन आसनों का प्रयोग न करे जिनका प्रयोग वे साधारणतया करते रहते हैं।

इन सावधानियों के अतिरिक्त और कोई कारण नहीं है जिसके आधार पर गर्भकाल में संभोग का परित्याग किया जाये। केवल इन सतर्कताओं को ध्यान में रखते हुए प्रसव काल से लगभग चार सप्ताह पूर्व तक बेझिझक मैथुन किया जा सकता है।

प्रश्न—यदि गर्भावस्था में मैथुन किया जाए तो क्या यह सम्भव है कि शुक्राणु मां के शरीर में रह जायें और बच्चे के जन्म के बाद उसे फिर गर्भवती कर दें ? यदि ऋतु-स्राव की अवधि में मैथुन किया जाए तो क्या स्त्री गर्भवती हो सकती है ?

उत्तर—यदि बच्चा उत्पन्न होने से पूर्व स्त्री के गर्भावस्था काल में उसके साथ मैथुन किया जाये तो उस बच्चे के उत्पन्न होने के बाद उक्त मैथुन के फलस्वरूप कोई अन्य सन्तान उत्पन्न नहीं होती। स्मरण रखिए, शुक्राणु अधिक-से-अधिक दो तीन दिन तक ही जीवित रह सकते हैं।

सबसे अच्छा तो यह है कि प्रसव होने के लगभग चार सप्ताह पूर्व से ही गर्भवती स्त्री के साथ मैथुन करना बन्द कर दिया जाये। इससे योनि को स्वच्छ और निरोग होने का अवसर मिलता है। यदि इस नियम का पालन न करके बच्चा उत्पन्न होने के कुछ समय पूर्व तक भी सम्भोग किया जाए तो भी नया गर्भ नहीं रह सकता।

प्रश्न—मेरी पत्नी और मैं सप्ताह में चार से सात बार तक सम्भोग करते है, परन्तु जब वह रजस्वला होती है तो उन दिनों नहीं करते, परन्तु ये दिन हमें बड़े खटकते हैं। मेरी पत्नी का कहना है कि मासिक-स्राव में बहुत गन्दगी मिली होती है अतः इन दिनों सम्भोग करने से रोग उत्पन्न हो सकते हैं ? इस विषय में आपका विचार जानना चाहते हैं।

उत्तर—यह विचार बिल्कुल गलत है कि ऋतु-स्राव के दिनों में सम्भोग करने से कोई हानि होती है। वास्तव में मासिक स्राव के रूप में जो रक्त निकलता है वह प्रकृति बच्चे के भोजन में लिए हर महीने मां के गर्भाशय में एकत्रित कर देती है। यदि गर्भ नहीं ठहरता तो इसकी जरूरत नहीं रहती। अतः प्रकृति इस फालतू रक्त को मासिक स्राव के रूप में बाहर निकाल देती है।

ऋतु-स्राव के दिनों में स्त्री के शरीर से जो रक्त-स्राव होता है, उसे बहुत बढ़ा-चढ़ाकर बताया जाता है। ऋतु-स्राव के चार पांच दिनों में कुल मिलाकर एक-डेढ़ औंस से अधिक रक्त तथा अन्य पदार्थ बाहर नहीं निकलता। इसमें से आधे से भी अधिक

उस दिन निकलता है जिस दिन स्राव सबसे अधिक होता है।

परन्तु यह स्मरण रखना चाहिए कि प्राकृतिक रूप से ही इन दिनों स्त्री में सम्भोग की कतई इच्छा नहीं होती, कुछ स्त्रियां इन दिनों 'अस्वस्थ' जैसा अनुभव करती हैं अतः इन दिनों मैथुन न करना ही अधिक बुद्धिमानी की बात होगी।

अगर फिर भी आपका दिल न माने और आप और आपकी पत्नी बहुत ही अधिक शंकित हों तो रुई के छोटे-से टुकड़े के चारों ओर एक धागा बांध कर उसे योनि के अन्दर गहराई में चढ़ा लें और सम्भोग करने के पश्चात धागा खींचकर रुई को बाहर निकाल लें। या पलंग पर कोई तौलिया बिछा लें जिससे स्राव निकल कर उस पर आ जाए। इससे भी अधिक सावधानी चाहें तो कंडोम प्रयोग कर सकते हैं।

प्रश्न—औसत स्त्री की योनि की गहराई और उसका व्यास कितना होता है ? क्या कई बच्चों की मां की योनि गहरी हो जाती है ?

उत्तर—पहले तो आप यह समझ लें कि योनि की गहराई कहां से और किस प्रकार नापी जाती है। योनि के आगे के भाग को भग कहते हैं जिसमें लघु और वृहद भगोष्ठ होते हैं। लघु भगोष्ठ अन्दर उस स्थान से आरम्भ होते हैं जहां कुमारिच्छद होता है। इस स्थान से भग के बाहरी छोर तक अर्थात लघु भगोष्ठों के छोर तक के भाग को प्रायः योनि की 'कीप' कहा जाता है, क्योंकि इस भाग की रचना कुछ-कुछ कीप जैसी ही होती है। अर्थात् बाहर से चौड़ी अन्दर से संकरी। वास्तविक योनि कुमारिच्छद के स्थान से गर्भाशय ग्रीवा तक होती है।

योनि के अगले भाग अर्थात् कीप की लम्बाई डेढ़ से लेकर दो इंच तक तथा वास्तविक योनि की लम्बाई तीन से साढ़े तीन इंच तक होती है। इस प्रकार सम्पूर्ण योनि मार्ग की लम्बाई या गहराई पांच-साढ़े-पांच इंच तक हो जाती है और यही लम्बाई औसत पुरुष के शिश्न की होती है। सम्भोग करते समय आवश्यकता पड़ने पर बिना किसी कठिनाई और पीड़ा के यह सरलता से फैल भी जाती है। योनि के ऊपरी सिरे की सामान्य चौड़ाई दो से ढाई इंच तक होती है।

जिस स्त्री के अनेक बच्चे हो चुके होते हैं और इसके परिणामस्वरूप उसका गर्भाशय नीचे वस्ति में झुक जाता है, जिससे योनि की गहराई कम हो जाती है। सम्भवतः यह गहराई ढाई से तीन इंच तक से अधिक नहीं होती। परन्तु चूंकि योनि की दीवारें लचीली होती हैं, इसलिए सम्भोग में कोई बाधा नहीं होती।

प्रश्न—क्या ऐसे किन्हीं उपायों की खोज की जा चुकी है जिनके प्रयोग से स्त्री के स्तनों के आकार में वृद्धि हो सके ? वैसे तो इनको बड़ा करने वाले तेलों और क्रीमों के बहुत से विज्ञापन फिल्मी पत्रिकाओं में छपते रहते हैं। कृपया बताइये कि इन विज्ञापनों में कुछ सार भी है या ये लोग लोगों को केवल मूर्ख ही बनाते हैं ?

उत्तर—नारी स्तनों के आकार पर तीन कारणों का प्रभाव पड़ा है। पहला और सबसे महत्वपूर्ण कारण वंशगत है। यदि स्त्री की मां अथवा नानी-दादी के स्तन छोटे रहे हों, तो इस कारण उसके स्तन भी छोटे हो सकते है। यदि स्तन की छोटाई वंशगत हो तो

उस पर किसी उपचार का प्रभाव नहीं पड़ सकता।

दूसरा कारण हारमोन की कमी है। यदि किसी कारणवश डिम्ब गंन्थियां सामान्य रूप से काम नहीं करती हों तथा आवश्यक मात्रा में आस्ट्रोजिन नहीं दे पाती हों तो इससे स्तनों का सामान्य विकास रुक जाता हैं। यदि आस्ट्रोजिन की कमी के कारण स्तन अविकसित रह गए हों तो किशोरावस्था के उत्तरार्द्ध में आस्ट्रोजिन का प्रयोग लाभकारी सिद्ध हो सकता है। वयस्क स्त्री के शरीर में इंजेक्शन के द्वारा आस्ट्रोजिन पहुंचाया जा सकता है। आस्ट्रोजिन युक्त मरहम भी आते हैं जिन्हें स्तनों पर लगाना भी फायदेमन्द होगा। किन्तु, इसका प्रभाव बिल्कुल अस्थायी होता है। इनका प्रयोग बन्द होते ही स्तन फिर अपनी पूर्व स्थिति में आ जाते हैं।

स्तनों की आकार व्द्धि के लिए विज्ञापित क्रीम, मलहम आदि पर भरोसा नहीं किया जा सकता। ये वस्तुएं लाभ के स्थान पर हानि ही पहुंचाती हैं अतएव इनके ऊपर पैसे खर्च करना व्यर्थ है।

तीसरे स्तन-ऊतक जो स्तन का ग्रन्थिल भाग है, निश्चलावस्था में बड़ा नहीं होता। यह तो उस ग्रन्थिल-ऊतकों की घेरने तथा सहारा देने वाली मांस की वह मोटी गद्दी है जो स्तन का आकर देती है। कम वजन रखने वाली स्त्री के स्तन उसी अनुपात में छोटे होते हैं। यदि वह अपना वजन पांच छः किलो बढ़ा लेती है तो उसके स्तनों का आकर भी उसी अनुपात में बढ़ जाएगा।

गर्भाधान-काल में अथवा सन्तानोत्पत्ति के बाद जब स्तन से दूध निकलने लगता है, तो उसके ग्रन्थिल-ऊतक बढ़ जाते हैं तथा स्तनपान कराने की अवधि में स्तन काफी बड़े हो जाते हैं।

प्रश्न—क्या पुरुष के शरीर की बनावट का उसके यौन अंगों की लम्बाई, मोटाई में कोई सम्बन्ध है ? मेरे कहने का मतलब यह है कि क्या लम्बे-तगड़े पुरुष का शिश्न भी ऐसा ही लम्बा और मोटा होता है ? पुरुष के यौन अंगों का औसत आकार क्या होता है ?

उत्तर—शरीर के आकर का शिश्न के आकार से कोई निश्चित सम्बन्ध नहीं है। जो तत्व पुरुष के शरीर के आकार के निर्माण में योग देते हैं, उन तत्वों का शिश्न के विकास में कोई हाथ नहीं होता।

साधारणतया शिथिल अवस्था में शिश्न की लम्बाई लगभग तीन और सवा तीन इन्च होती हैं। उत्थान आने पर वह साधारणतया साढ़ पांच और छः इंच लम्बा हो जाता है और उसकी परिधि लगभग साढ़े चार इंच तक हो जाती है।

यह बात ध्यान में रखनी चाहिए कि भिन्न-भिन्न कारणों से पुरुष के शिश्न की लम्बाई-मोटाई में भिन्न-भिन्न अवसरों पर भारी अन्तर होता है। दूसरी बात यह स्मरण रखें कि जिस शिश्न का आकार औसत से भी छोटा होता है उसे भी सम्भोग में कोई शारीरिक कठिनाई नहीं आती। वह स्वयं भी आनन्द प्राप्त कर सकता है और स्त्री को संतुष्टि प्रदान कर सकता है।

प्रश्न—मुझे पिछले चार मास से लगभग प्रत्येक रात्रि को स्वप्नदोष हो जाता है। मैं समझता हूं कभी-कभी ऐसा भले ही हो जाये परन्तु रोजाना नहीं होना चाहिए। इस स्वप्नदोष को छोड़कर अन्यथा मैं सामान्य और स्वस्थ हूं तथा खेलकूद में रुचि लेता हूं। मेरे यौन अंग भी सामान्य हैं। मेरी आयु अठारह वर्ष है।

उत्तर—नींद में सोते-सोते वीर्य स्खलित हो जाना अर्थात स्वप्नदोष साधारण बात है। इससे व्यक्ति को कोई हानि नहीं होती। जैसे-जैसे आपकी आयु बढ़ती जाएगी और आप परिपक्व होते जाएंगे, वैसे-वैसे स्वप्नदोषों की संख्या भी कम होती जाएगी।

इस प्रकार स्वप्न में वीर्य सबसे पहले उस समय स्खलित होता है जबकि लड़के की आयु लगभग चौदह वर्ष होती है। वैसे यह स्खलन इस आयु से पहले भी प्रारम्भ हो सकता है और चौदह वर्ष की आयु के बाद भी हो सकता है। यदि यौन गतिविधियां बहुत कम होती हैं तो वह बीच-बीच में समय छोड़-छोड़ कर भी हो सकता है अर्थात् औसतन प्रत्येक दस से तीस दिन के बाद। ये प्रायः उसी समय होते हैं जबकि कामवासनापूर्ण स्वप्न दिखाई देते हैं।

इस प्रकार वीर्य स्खलित होने से आपको कोई हानि नहीं होगी। यह तो सामान्य प्राकृतिक क्रिया है।

प्रश्न—मेरे शिश्न पर बहुत-सी नसें उभरी हुई हैं। ये नसें बिल्कुल वैसी ही हैं जैसी कि किसी आदमी के हाथों में होती हैं। जिस समय शिश्न उत्थान की अवस्था में होता है, उस समय ये नसें अधिक स्पष्ट होती हैं जहां तक मुझे स्मरण है मेरी यह दशा सदा ही रहती है। मेरी समझ में नहीं आता कि ऐसा क्यों है और इसका तात्पर्य क्या है ?

उत्तर—शिश्न पर मोटी नसों का उभर आना एक साधारण और प्राकृतिक बात है। इससे किसी प्रकार की परेशानी नहीं होती। ये तथाकथित 'नसें' वास्तव में शिराएं हैं जिनमें होकर शिश्न का रक्त वापस हृदय की ओर जाता है।

शिराओं के उभर आने का मतलब यह है कि उनकी अनेक कपाटिकाओं, (बाल्वों में) दोष आ गया है जिसके कारण धमनियां जितनी तेजी से रक्त शिश्न में भेजती हैं उतनी तेजी से वह शिराओं के मार्ग से वापस नहीं जा पाता। अतः शिराएं कुछ फूल जाती हैं और इनमें कुछ कड़ापन आ जाता है। बहुत से पुरुषों में यह दशा देखी जाती है। इससे यौन क्षमता पर कोई विपरीत प्रभाव नहीं पड़ता।

प्रश्न—मेरी आयु २१ वर्ष है। मैंने आज तक किसी भी स्त्री के साथ सम्भोग नहीं किया। परन्तु मैं जब उत्तेजित हो जाता हूं तो हस्तमैथुन कर लेता हूं। ऐसा मैं महीने में दस-बारह बार करता हूं। मैं इस बुरी आदत से—जो मेरी इच्छा शक्ति को नष्ट कर रही है—कैसे छुटकारा पा सकता हूं ? क्या ऐसी स्थिति में मैं सन्तान उत्पन्न कर सकता हूं ? क्या इस प्रकार उत्पन्न होने वाली सन्तान शारीरिक दृष्टि से विकृत होगी ?

उत्तर—आपको हस्तमैथुन के प्रश्न को लेकर चिंतित नहीं होना चाहिए। यह बिल्कुल निरापद है। इससे किसी प्रकार की कोई हानि नहीं होती। जो लोग अविवाहित हैं, उनके

लिए यौन तनाव से मुक्ति पाने का यह कोई हानिकारक तरीका नहीं है, और न इससे स्वास्थ्य को कोई हानि ही होती है।

हस्तमैथुन का सन्तान उत्पन्न करने की आपकी क्षमता पर कोई बुरा प्रभाव नहीं पड़ेगा और न आपकी सन्तान में किसी प्रकार की विकृत ही आएगी।

चूंकि आपकी प्रतिक्रिया बिल्कुल प्राकृतिक या सामान्य प्रतीत होती है, इसलिए आप इस विषय में किसी प्रकार की चिन्ता न करें।

प्रश्न—क्या यह सही है कि शरीर से निकलने वाले वीर्य की प्रत्येक बूंद रक्त की सौ बूंदों के बराबर है ?

उत्तर—नहीं यह बात सही नहीं है कि वीर्य की एक बूंद रक्त की सौ बूंदों से बनती है। वास्तव में, वीर्य और रक्त के बीच में कैसा भी कोई सम्बन्ध नहीं है।

शरीर से निकलने वाले वीर्य की हानि ऐसी ही है जैसे मुंह से कभी-कभी लार टपक जाती है। दोनों की पूर्ति शरीर बहुत जल्दी कर देता है।

प्रश्न—मेरे विवाह को छः मास बीत चुके हैं और जब मैं अपने पति के साथ मैथुन करती हूं उस समय मेरी योनि पूरी तरह सूखी रहती है और उसमें जरा भी नमी नहीं आती। मेरा ख्याल है कि साधारणतया अन्य स्त्रियों की योनि सम्भोग के समय गीली हो जाती है। क्या आपके विचार से उस समय योनि का गीला होना आवश्यक है ? और यदि आवश्यक है तो मुझे क्या करना चाहिए ?

उत्तर—जैसा आपने बताया है ऐसा कभी-कभी होता है कि योनि के अन्दर उपस्थित ग्रन्थियां आर्द्रता नहीं छोड़ती जिससे योनि मार्ग गीला हो जाए और शिश्न योनि में सरलता से प्रवेश कर जाए। योनि के इस प्रकार गीला हो जाने पर सम्भोग में किसी प्रकार की पीड़ा नहीं होती, जबकि सूखी योनि में शिश्न प्रवेश से पीड़ा भी होती है और योनि की दीवारों के शिश्न की रगड़ से छिल जाने से सम्भोग भी कष्टदायक होता हैं। योनि के आर्द्र न होने के अनेक कारण हैं। इनमें से एक कारण यह भी है कि स्त्री को कोई संक्रामक रोग रह चुका हो। कभी-कभी सम्भोग करने से पूर्व यदि पुरुष स्त्री को अपनी पूर्व क्रीड़ाओं से पर्याप्त रूप से कामोत्तेजित न करे तो योनि सूखी रह जाती है।

जिन स्त्रियों की योनि पूर्व क्रीड़ा के फलस्वरूप भी सूखी रह जाती है, उनके लिए डाक्टरों ने तिल का तेल, या घी का प्रयोग करने की सलाह दी है। परन्तु इनके प्रयोग करने से स्राव के सूख जाने की आशंका रहती है जिससे ग्रन्थियों का कार्य भली-भांति नहीं हो पाता।

यदि आपके लिए चिकनाई की आवश्यकता है तो सबसे अच्छी चिकनी वस्तु थूक होती है। अपने पति को प्रोत्साहित कीजिए कि वे शिश्न प्रविष्ट करने से पूर्व अपना थूक उंगलियों द्वारा आपकी योनि पर और अपने शिश्न पर लगा लिया करें।

प्रश्न—क्या पुरुष के लिए यह आवश्यक है कि वह स्त्री के साथ सम्भोग करने के तत्काल पश्चात् अपने शिश्न को साबुन और पानी से धोकर साफ कर लें ?

उत्तर—इस प्रकार शिश्न को साफ करना आवश्यक नहीं है, परन्तु स्वास्थ्य और

सफाई की दृष्टि से ऐसा करना लाभदायक है। इससे पुरुष के सुख-चैन में वृद्धि ही होती है।

प्रश्न—मेरी आयु २७ वर्ष है और मेरे विवाह को पांच वर्ष बीत चुके हैं। मैं और मेरी पत्नी दोनों ही नौकरी करते हैं। इस लिए मेरी पत्नी चाहती है कि केवल शनिवार की रात्रि को ही सम्भोग किया जाए। उस रात्रि को ज्यों ही मैथुन प्रारम्भ होता है और शिश्न पत्नी की योनि में प्रवेश करता है, त्यों ही मेरा वीर्य स्खलित हो जाता है। ऐसा क्यों होता है ? इसका परिणाम यह होता हें कि मेरी पत्नी चरमोत्कर्ष पर नहीं पहुंच पाती।

उत्तर—ऐसा प्रतीत होता है कि आप जो सप्ताह में केवल एक बार मैथुन करते हैं, उससे आपके अन्दर इतना अधिक तनाव उत्पन्न हो जाता है कि आप अपनी मैथुन क्रिया को इतने लम्बे समय तक नहीं खींच पाते कि आपकी पत्नी चरमोत्कर्ष को प्राप्त कर ले। यदि आप अपने स्वभाव को थोड़ा परिवर्तित कर लें और सप्ताह में दो या तीन बार मैथुन करने का प्रयत्न करें तो आपको निःसन्देह लाभ हो सकता है। ऐसा करने से आपके मन के ऊपर इतना अधिक दबाव नहीं पड़ेगा कि आप जल्दी ही स्खलित हो जायें।

इसके अतिरिक्त आप सम्भोग के आसन में परिवर्तन करके ऐसे आसनों को अपनाइए जिससे आपकी पत्नी को अधिक उत्तेजना मिल सके। इससे आपको भी लाभ होगा।

प्रश्न—जब मैं अपनी पत्नी के साथ सम्भोग करता हूं तो मुझे पांच मिनट के अन्दर ही चरमोत्कर्ष हो जाता है। मैथुन की इस अवधि को बढ़ाने के लिए मुझे क्या करना चाहिए ? इस शीघ्र पतन से मेरा वैवाहिक जीवन ही नष्ट हो जाने की आशंका है।

उत्तर—यदि आप पांच मिनट तक स्खलित हुए बिना संभोग कर लेते हैं तो आप अधिकांश आदमियों से बहुत अच्छे हैं क्योंकि आप उनकी अपेक्षा काफी अधिक समय तक मैथुन कर लेते हैं।

इसमें सन्देह नहीं कि आपकी पत्नी को उत्तेजित करने के लिए पांच मिनट का समय भी बहुत कम हो सकता है। आपको मैथुन से पूर्व प्रणय क्रीड़ा इतने अधिक समय तक करनी चाहिए कि शिश्न प्रवेश से पूर्व आपकी पत्नी की कामवासना पूरी तरह से जाग्रत और उत्तेजित हो जाए। इसके अतिरिक्त दूसरा उपाय यह हो सकता है कि ऐसे भिन्न-भिन्न आसनों का उपयोग करें जिनमें आपको अधिक सक्रिय भूमिका न निभानी पड़े। इसके लिए आप अपनी पत्नी को अपने ऊपर करके—विपरीत रति द्वारा—सम्भोग कर सकते हैं। इससे आपकी समस्या काफी सुलझ जायेगी।

प्रश्न—मैं अपनी पत्नी से यौन क्रिया-कलापों के सम्बन्ध में बातें कर रहा था तो उसने बताया कि उसने ऐसा सुना है कि यदि पुरुष हस्तमैथुन द्वारा अथवा जल्दी-जल्दी मैथुन करके वीर्य नष्ट करता है तो आगे चलकर टी०वी० का मरीज हो जाता है। मेरा कहना था कि यह एक विचित्र एवं मूर्खतापूर्ण धारणा है बताइए, हम दोनों में से किसका विचार सही है ?

उत्तर—अपने आप ही हस्तमैथुन द्वारा अथवा किसी अन्य प्रकार से वीर्य स्खलित करने से टी० वी० का रोग नहीं होता। इस बात की पुष्टि लगभग आधी शताब्दी से भी कम समय पूर्व तब हो चुकी है जब से आधुनिक औषधि-विज्ञान का सूत्रपात हुआ है। उससे पहले तो यौन सम्बन्धी पुस्तकें बच्चों के मन में न जाने कितने प्रकार के भय भर दिया करती थीं।

आपकी पत्नी को ध्यान रखना चाहिए कि साधारणतया पुरुष में स्त्री की अपेक्षा जल्दी प्रतिक्रिया होती है और उसके अन्दर काम-वासना भी जल्दी और बार-बार जागृत हो जाती हैं। रोजाना रात्रि में संभोग बिल्कुल साधारण बात है। इसका मतलब यह नहीं है कि व्यक्ति आवश्यकता से अधिक 'कामी' हैं। अलग-अलग व्यक्तियों की यौन आवश्यकताएं और यौन क्षमताएं अलग-अलग होती है। जो बात एक आदमी के लिए असम्भव अथवा असाधारण प्रतीत होती है, वह दूसरे के लिए बिल्कुल प्राकृतिक और सामान्य हो सकती हैं।

अतः आपकी पत्नी को इस बात की चिन्ता नहीं करनी चाहिए कि जल्दी-जल्दी सम्भोग करने से उसके पति महोदय कमजोर होकर टी०वी० के मरीज हो जाएंगे।

प्रश्न—नवयुवा दम्पत्ति को सप्ताह में साधारणतया कितनी बार सम्भोग करना चाहिए?

उत्तर—विवाहित दम्पत्तियों के लिए सम्भोग करने की कोई 'साधारण संख्या' निर्धारित नहीं है। जब भी पति-पत्नी चाहें वे संभोग कर सकते हैं। स्वस्थ पति-पत्नी एक-दूसरे की सहमति से जब चाहें तब संभोग करते हैं। उनके लिए 'अति' की कोई चिन्ता नहीं होनी चाहिए।

इस विषय में अनुसंधान करने से पता चला है कि अधिकतर नवविवाहित पति-पत्नी सप्ताह में अनेक बार संभोग करते हैं परन्तु नवविवाहित दम्पत्ति के लिए विवाह के प्रथम वर्ष में प्रति दिन एक बार मैथुन करना कोई असाधारण बात नहीं है। कुछ नव-दम्पत्ति तो विवाह के प्रारम्भिक वर्षों में प्रत्येक रात को दो-दो तीन-तीन बार संभोग करते हैं।

प्रश्न—क्या यौन कार्य और शारीरिक वजन के बीच कोई महत्वपूर्ण सम्बन्ध होता है ?

उत्तर—सम्भोग करते रहने से या ब्रह्चर्य व्रत का पालन करने से शारीरिक वजन पर कोई अच्छा या बुरा प्रभाव नहीं पड़ता।

यदि शरीर की किसी हारमोन उत्पादक ग्रन्थि में गड़बड़ हो जाए तो उसका मनुष्य के वजन पर भारी प्रभाव पड़ सकता है। इस प्रकार की गड़बड़ का जिन व्यक्तियों पर प्रभाव पड़ सकता है, उनका यौन जीवन बहुधा असन्तोषजनक हो जाता है। इस प्रकार के दोष का कारण यौन क्रिया नहीं, बल्कि हारमोन ग्रन्थि की गड़बडी है। कभी-कभी नपुंसक व्यक्ति पर मोटापा आ जाता है, परन्तु ये दोनों चीजें ग्रन्थि-दोष के कारण होती है।

प्रश्न—यदि स्त्री सम्भोग नहीं करती है तो उसकी टांगों और कमर में दर्द रहने लगता है। क्या मैथुन करने से स्त्री इस प्रकार के दर्द की शिकार वास्तव में हो जाती है? क्या इस प्रकार की धारणा का कोई वैज्ञानिक आधर है ?

उत्तर—जब कोई युवा स्त्री अपनी कामवासना को दबाती है अथवा मैथुन क्रिया में बार-बार अतृप्त रह जाती है तो उसके वस्ति प्रदेश में कुछ संकुचन होने लगता है, जो बढ़ते-बढ़ते जननांगों की तरफ जा सकता है। अनेक स्त्रियां इस दर्द का बहाना करके मैथुन से बचने की चेष्टा करती है। यह उनका अज्ञान है। वास्तव में खुलकर मैथुन करने से ऐसी स्त्री को वस्ति प्रदेश के संकुचन, यौन तनाव, मांसपेशियों के तनाव तथा पेट और कमर के दर्द से छुटकारा मिलता है। स्त्री अपने अन्दर एक हल्कापन और फुर्ती अनुभव करने लगती है।

प्रश्न—यदि स्त्री-पुरुष टब में पानी के अन्दर स्नान करते हुए मैथुन करें तो क्या इससे कोई हानि हो सकती है ?

उत्तर—जब भी स्त्री-पुरुष दोनों पानी के अन्दर लेटे हुए हों तो उस समय मैथुन करने से कोई हानि नहीं होती। यदि पानी बहुत ठण्डा हो तो पुरुष के शिश्न में उत्थान आने में कठिनाई हो सकती है। ऐसा भी होता है कि पानी के प्रभाव से योनि मार्ग के अन्दर उत्पन्न होने वाली तथा शिश्न मुण्ड पर आने वाली चिकनाई (जो कामोत्तेजना के समय आ जाती है) धुलकर साफ हो जाती है जिसके फलस्वरूप स्त्री और पुरुष दोनों को ही योनि में शिश्न के प्रविष्ट होते समय थोड़ी असुविधा होती है और कुछ रूखा-रूखा-सा महसूस होता है। अतः योनि के अन्दर तथा शिश्न के ऊपर डालडा घी अच्छी तरह चुपड़ लिया करें।

समाप्तः